Somraj Chattaraj
Siddhartha Basu
Kalyani Ray

Perfis polipeptídicos do sémen de carneiro Garole e de pato de Bengala por SDS-PAGE

Somraj Chattaraj
Siddhartha Basu
Kalyani Ray

Perfis polipeptídicos do sémen de carneiro Garole e de pato de Bengala por SDS-PAGE

ScienciaScripts

Imprint

Cover image: www.ingimage.com

This book is a translation from the original published under ISBN 978-620-2-09564-8.

Publisher:
Sciencia Scripts
is a trademark of
Dodo Books Indian Ocean Ltd. and OmniScriptum S.R.L publishing group

120 High Road, East Finchley, London, N2 9ED, United Kingdom
Str. Armeneasca 28/1, office 1, Chisinau MD-2012, Republic of Moldova, Europe
Printed at: see last page
ISBN: 978-620-7-99110-5

Conteúdo

DEDICADO

PARA O MEU

PAIS QUERIDOS

ESPOSA E FILHAS.

PREFÁCIO

O aumento galopante da população humana, da população de cães de rua e de animais com uma composição genética deficiente devido ao acasalamento indiscriminado na Índia está a colocar um problema ao país. Os animais vadios, em especial os cães, são fontes de doenças temidas como a raiva e outras zoonoses, que causam milhares de mortes anualmente. A gestão da população de animais selvagens e domésticos é um passo para controlar a situação, e as técnicas de controlo da fertilidade desempenham um papel importante neste contexto. O controlo da sua população tem sido um grande problema através de métodos convencionais de controlo da fertilidade, como a esterilização cirúrgica ou os esteróides contraceptivos. Ambos os procedimentos falharam devido a várias patologias indesejadas, stress e outros efeitos secundários indesejáveis. Além disso, a natureza itinerante das fêmeas, especialmente da cadela, e o afluxo de novos animais numa localidade durante o período do cio também levaram ao fracasso dos métodos convencionais. Para combater este problema, os cientistas tomaram medidas para a produção de vacinas contra a natalidade, aplicando métodos imunológicos.

Atualmente, considera-se que a fertilidade pode ser interrompida através da utilização de uma vacina capaz de inibir a libertação de gonadotrofinas, as funções da hormona folículo-estimulante e impedir a fertilização, interferindo com o transporte de espermatozóides ou inibindo as ligações dos espermatozóides à zona pelúcida no trato reprodutor feminino ou bloqueando qualquer etapa da espermatogénese e do processo de maturação dos espermatozóides no sistema reprodutor masculino.

As vacinas anti-fertilidade têm aplicação potencial no controlo da população canina na Índia. Dois locais principais, que podem ser visados na maioria das espécies, são: -

a) Proteínas importantes para a fertilização presentes na superfície dos espermatozóides e

b) As que participam na fixação dos espermatozóides à camada exterior do óvulo (zona pelúcida), que podem provir do plasma seminal ou das proteínas citosólicas libertadas durante a fagocitose.

Estes dois locais foram amplamente estudados e foram identificados antigénios importantes para induzir a imunocontracepção. De todos os locais potenciais para os anticorpos interferirem com a fertilidade no processo reprodutivo, a imunização contra os antigénios do esperma pode ser uma abordagem altamente desejável.

Durante os últimos 30 anos, a imunologia reprodutiva ajudou muito a compreender o processo reprodutivo, que depende de uma interação controlada que pode reagir antigenicamente de forma cruzada e pode ser utilizada como imunomodulador (Viosin *et al.*, 1974) do sistema reprodutivo. É relatado que os espermatozóides são altamente antigénicos para produzir anticorpos e a antigenicidade é específica do órgão e não da espécie (Henle *et al.* 1938; Smith, 1949). Assim, para conseguir a regulação da fertilidade, a fusão de gâmetas e a implantação de embriões podem ser interrompidas por manipulações imunológicas.

A infertilidade imunológica é considerada como uma inclusão recente, em que a interferência imunológica no sistema reprodutor causa infertilidade tanto em humanos como em animais. A partir do trabalho de Landsteiner (1899), foram dados vários passos firmes nas últimas duas décadas e a importância e o prestígio da imunologia reprodutiva alcançaram uma posição de destaque.

Hoje em dia, os antigénios dos gâmetas têm sido utilizados para a regulação da fertilidade. A presença de alguns dos antigénios na superfície do espermatozoide (acrossoma) foi estabelecida (Ahamed e Mohanty 1982) e são os seguintes

1) A membrana acrossomal contém:

i) Antigénio espermatotóxico

ii) Antigénio imobilizador de esperma

iii) Sulfoglicerogalacto-lípido

2) O acrossoma contém:

i) Hialuronidase

ii) Acrosina

iii) Inibidor da protease acrossomal

iv) Glicoproteínas acrossomais

v) Neuraminidase do esperma

vi) Enzimas penetrantes do córnea

Além disso, o plasma seminal e o citosol dos espermatozóides contêm proteínas (antigénios espermáticos principais, FA-1, SP-1, PH-20, LDHC4 identificados no homem por Indervesh *et al.*, 2000), alguns dos quais são antigénios. Estes antigénios são, na verdade, responsáveis pela produção de anticorpos no sistema quando introduzidos na circulação geral a partir do trato reprodutivo através de qualquer porção aberrante e são também capazes de criar anticorpos quando injectados externamente noutras espécies (Landsteiner, 1899; Metchinikoff, 1900; Mange, 1969), o que pode levar à imunoinfertilidade. Os anticorpos previamente formados interagem com os espermatozóides e outras proteínas, levando à infertilidade. A antigenicidade dos gâmetas, particularmente dos espermatozóides, está bem documentada (Jones, 1982) e a imunização com várias preparações brutas destas células pode prejudicar a fertilidade (Mange 1970). Por outro lado, muitos indivíduos inférteis, tanto homens como mulheres, têm anticorpos anti-esperma em circulação (Menge *et al.* 1980).

O estudo do efeito destes antigénios do sémen em animais é de grande importância, pois conduzirá à adaptação de melhores técnicas de gestão para evitar concepções indesejáveis. Além disso, a atividade antigénica dos imunogénios nos indivíduos vacinados para este fim também exige uma prioridade para descobrir o seu efeito indesejável nos tecidos somáticos. A tentativa de criar infertilidade em coelhos utilizando espermatozóides de mamíferos pode levar os cientistas, no futuro, a utilizar espermatozóides interespécies para a produção de imunocontraceptivos em grande escala. Assim, na presente investigação, foi feita uma tentativa de estudar os antigénios das diferentes fracções do sémen do carneiro Garole e do corço Black Bengal, que podem, no futuro, ser utilizados como fonte de antigénios para a produção de vacinas em grande escala comercial.

AGRADECIMENTOS

Quando tudo o que é bom chega ao fim, ficam as recordações. Neste sentido, sinto-me grato a todos aqueles que me ajudaram a chegar a este dia. Para começar, gostaria de exprimir o meu mais profundo sentimento de gratidão e os meus humildes cumprimentos ao presidente do meu comité consultivo, Dr. Siddhartha Basu, Leitor do Departamento de Ginecologia e Obstetrícia Veterinárias, Faculdade de Veterinária e Ciências Animais, Universidade de Ciências Animais e das Pescas de Bengala Ocidental, pela sua orientação e encorajamento sinceros ao longo da investigação. Ficar-lhe-ei sempre grato pela sua ajuda constante, sugestões valiosas e críticas construtivas durante a elaboração do manuscrito, apesar da sua agenda preenchida.

As palavras seriam insuficientes para agradecer ao Dr. S. N. Joardar, Professor do Departamento de Microbiologia e Patologia dos Peixes da Faculdade de Ciências da Pesca e membro do comité consultivo, pela sua supervisão regular, imensa ajuda e valiosas sugestões oportunas, assegurando todas as facilidades necessárias para a concretização do plano de trabalho, sem as quais não poderia ter chegado a este ponto.

Estou em dívida para com o Dr. S. Pan, leitor do Departamento de Gestão e Produção Animal, o Dr. A. K. Sahoo, leitor do Departamento de Genética e Criação Animal, o Prof. C. K. Dasgupta, diretor do Departamento de Parasitologia Veterinária e o Dr. S. Batyabal, professor do Departamento de Bioquímica Veterinária, pelo imenso apoio e ajuda que me deram para realizar a dissertação com êxito.

Desejo expressar os meus sinceros agradecimentos do fundo do coração ao Dr. U. Dutta, Professor, e ao Dr. K. Ray, Professor, Departamento de Ginecologia e Obstetrícia Veterinárias e a todos os membros do comité consultivo pelo interesse ativo, críticas construtivas, apoio, encorajamento e ajuda na realização da dissertação.

Estarei a ser injusto se não mencionar os meus seniores, amigos e juniores, por oferecerem toda a ajuda possível no seu âmbito. Agradecimentos especiais ao Dr. Subhankar Mondal, M.V.Sc., R.A., Dr. M.K. Mondal, M.V.Sc., R.A., Dr. A. Nayek, M.V.Sc., S.R.F., Dr. A.K.Manna, B.V.Sc. & A.H., S.R.F., NATP do Departamento de Parasitologia Veterinária; Shri Sampath Majhi e Shri Prasanjit Mali, M.F.Sc. (1st ano de escolaridade) do Departamento de Patologia e Microbiologia de Peixes, Ciências da Pesca.

Nesta oportunidade, gostaria de agradecer a todo o pessoal do Departamento de Ginecologia e Obstetrícia Veterinárias e Bioquímica Veterinária, aos funcionários da quinta e a todos os simpatizantes pela sua ajuda e cooperação durante as horas da dissertação.

Acima de tudo, estou totalmente grato aos meus pais, ao meu tio e a todos os membros da minha família, cujo encorajamento, inspiração, apoio moral e bênçãos me permitiram atingir o auge do sucesso através de uma caminhada no espetro.

SOMRAJ CHATTARAJ

Lista de abreviaturas

1)	**AV**	**-**	**Artificial Vagina**
2)	**%**	**-**	**Percentage**
3)	**^{0}C**	**-**	**Degree Celcius**
4)	**CFU**	**-**	**Colony Forming Units**
5)	**g**	**-**	**Relative Centrifugal Force**
6)	**grms**	**-**	**Grams**
7)	**hrs.**	**-**	**Hours**
8)	**KDa**	**-**	**Kilodaltons**
9)	**LRA**	**-**	**Lowry Reagent A**
10)	**mA**	**-**	**Milli Ampere**
11)	**mcg**	**-**	**Microgram**
12)	**mcl**	**-**	**Microliter**
13)	**mg**	**-**	**Milligram**
14)	**ml**	**-**	**Milliliter**
15)	**mM**	**-**	**Millimoles**
16)	**nm**	**-**	**Nano Meter**
17)	**NSS**	**-**	**Normal Saline Solution**
18)	**O.I.E.**	**-**	**Office International des Epizootics**
19)	**PBS**	**-**	**Phosphate Buffer Saline**
20)	**PMSF**	**-**	**Phenyl Methyl Sulfonyl Floride**
21)	**rpm**	**-**	**Rotations Per Minute**
22)	**SDS-PAGE**	**-**	**Sodium Dodecyl Sulphate PolyAcrylamide Gel Electrophoresis**
23)	**V**	**-**	**Voltage**
24)	**Vol.**	**-**	**Volume**

INTRODUÇÃO

O relatório da FAO (1997) indica que a população de caprinos na Índia é de cerca de 120,6 milhões, o que corresponde a 20% do total da população mundial de caprinos, e que a população de ovinos é de cerca de 56,472 milhões, ocupando o 6º lugar na população mundial de ovinos. De acordo com o recenseamento dos efectivos pecuários (1992), a população de ovinos e caprinos em Bengala Ocidental é de 125,8 e 15,36 lakhs, respetivamente.

O Garole (*Ovis aries*), uma raça de ovinos não descrita, é reconhecido como um micro ovino prolífico de Bengala Ocidental. A caraterística interessante desta raça não é apenas a sua prolificidade, mas também o seu hábito. A ovelha Garole ganhou muita atenção pela sua parição bianual com nascimentos múltiplos. Entre as ovelhas, a Garole é o único tipo de raça que habita a cintura salina costeira da zona de Sunderban, em Bengala Ocidental (13 quarteirões de South 24 Parganas e 6 quarteirões de North 24 Parganas, situados entre 21-23^{0} N de latitude e 87-89^{0} E de longitude). A área de Sunderban tem uma população de ovinos da raça Garole de cerca de 1,6 lakhs, de acordo com o inquérito realizado pela Sunderban Development Authority do Birla Institute e pela Agricultural Finance Corporation de Bengala Ocidental em 1989. Mais tarde, de acordo com o relatório de recenseamento de Pan e Sahoo (2002), a população da raça foi estimada em 2,65 lakhs.

Diz-se que o antepassado remoto do Garole foi um Merino australiano trazido pelos espanhóis, que se cruzou com ovelhas locais. Os seus descendentes, através de um processo de seleção natural, podem ter evoluído como Garole, adaptando-se às condições agro-climáticas de Sunderban. Este tipo particular de ovelha é geralmente criado para fins de carne. Evidências históricas favorecem a ovelha de Bengala como a origem do gene da fecundidade (gene F) para o Booroola-Merino australiano, porque foi importado para a Austrália de Bengala no final do século XVIII (Alexander e Williams, 1975; Beetson, 1979; e Turner, 1980) e foi cruzado com o Merino espanhol para evoluir o Booroola-Merino. Embora o clima quente e húmido de Sunderban não seja ideal para a produção de ovinos, as ovelhas Garole desta zona são uma maravilha genética oferecida pela natureza.

A raça caprina **"Black Bengal"** (*Capra hircusbengalensis*) é conhecida em Bengala desde tempos imemoriais. A cabra preta de Bengala é muito encontrada nas regiões orientais da Índia e também nas regiões setentrionais do Bangladesh. É muito popular devido à sua elevada prolificidade, à sua pele de excelente qualidade e a um preço elevado e à sua carne muito tenra e saborosa. A Bengala de pernas pequenas pesa cerca de 15 kg e tem uma carne de excelente qualidade. A pele é de qualidade superior e é procurada tanto na Índia como no estrangeiro. Exceto para alimentar os cabritos durante breves períodos, as cabras Bengal não produzem uma quantidade apreciável de leite. Existem diferentes tipos de raça como a Bengala Negra, a Bengala Castanha e a Bengala Branca.

O aumento galopante da população humana, da população de cães de rua e de animais com uma composição genética deficiente devido ao acasalamento indiscriminado na Índia está a colocar um problema ao país. Os animais vadios, em especial os cães, são fontes de doenças temidas como a raiva e outras zoonoses, que causam milhares de mortes anualmente. A gestão da população de animais selvagens e domésticos é um passo para controlar a situação, e as técnicas de controlo da fertilidade desempenham um papel importante neste contexto. O controlo da sua população tem sido um grande problema através de métodos convencionais de controlo da fertilidade, como a esterilização cirúrgica ou os esteróides contraceptivos. Ambos os procedimentos falharam devido a várias patologias indesejadas, stress e outros efeitos secundários indesejáveis. Além disso, a natureza itinerante das fêmeas, especialmente da cadela, e o afluxo de novos animais numa localidade durante o período do cio também levaram ao fracasso dos métodos convencionais. Para combater este problema, os cientistas tomaram medidas para a produção de vacinas contra a natalidade aplicando métodos imunológicos.

Atualmente, considera-se que a fertilidade pode ser interrompida através da utilização de uma vacina capaz de inibir a libertação de gonadotrofinas, as funções da hormona folículo-estimulante e impedir a fertilização, interferindo com o transporte de espermatozóides ou inibindo as ligações dos espermatozóides à zona pelúcida no trato reprodutor feminino ou bloqueando qualquer etapa da espermatogénese e do processo de maturação dos espermatozóides no sistema reprodutor masculino.

As vacinas anti-fertilidade têm aplicação potencial no controlo da população canina na Índia. Dois locais principais, que podem ser visados na maioria das espécies, são: -

a) Proteínas importantes para a fertilização presentes na superfície dos espermatozóides e

b) As que participam na fixação dos espermatozóides à camada externa do óvulo (zona pelúcida), que podem provir do plasma seminal ou das proteínas citosólicas libertadas durante a fagocitose.

Estes dois locais foram amplamente estudados e foram identificados antigénios importantes para induzir a imunocontracepção. De todos os locais potenciais para os anticorpos interferirem com a fertilidade no processo reprodutivo, a imunização contra os antigénios do esperma pode ser uma abordagem altamente desejável.

Durante os últimos 30 anos, a imunologia reprodutiva ajudou muito a compreender o processo reprodutivo, que depende de uma interação controlada que pode reagir antigenicamente de forma cruzada e pode ser utilizada como imunomodulador (Viosin *et al.*, 1974) do sistema reprodutivo. É relatado que os espermatozóides são altamente antigénicos para produzir anticorpos e a antigenicidade é específica do órgão e não da espécie (Henle *et al.* 1938; Smith, 1949). Assim, para conseguir a regulação da fertilidade, a fusão de gâmetas e a implantação de embriões podem ser interrompidas por manipulações imunológicas.

A infertilidade imunológica é considerada como uma inclusão recente, em que a interferência imunológica no sistema reprodutor causa infertilidade tanto em humanos como em animais. A partir do trabalho de Landsteiner (1899), foram dados vários passos firmes nas últimas duas décadas e a importância e o prestígio da imunologia reprodutiva alcançaram uma posição de destaque.

Hoje em dia, os antigénios dos gâmetas têm sido utilizados para a regulação da fertilidade. A presença de alguns dos antigénios na superfície do espermatozoide (acrossoma) foi estabelecida (Ahamed e Mohanty 1982) e são os seguintes

1) A membrana acrossomal contém:

i) Antigénio espermatotóxico

ii) Antigénio imobilizador de esperma

iii) Sulfoglicerogalacto-lípido

2) O acrossoma contém:

i) Hialuronidase

ii) Acrosina

iii) Inibidor da protease acrossomal

iv) Glicoproteínas acrossomais

v) Neuraminidase do esperma

vi) Enzimas penetrantes do córnea

Além disso, o plasma seminal e o citosol dos espermatozóides contêm proteínas (antigénios espermáticos principais, FA-1, SP-1, PH-20, LDHC4 identificados no homem por Indervesh *et al.,* 2000), alguns dos quais são antigénios. Estes antigénios são, na verdade, responsáveis pela produção de anticorpos no sistema quando introduzidos na circulação geral a partir do trato reprodutivo através de qualquer porção aberrante e são também capazes de criar anticorpos quando injectados externamente noutras espécies (Landsteiner, 1899; Metchinikoff, 1900; Mange, 1969), o que pode levar à imunoinfertilidade. Os anticorpos previamente formados interagem com os espermatozóides e outras proteínas, levando à infertilidade. A antigenicidade dos gâmetas, particularmente dos espermatozóides, está bem documentada (Jones, 1982) e a imunização com várias preparações brutas destas células pode prejudicar a fertilidade (Mange 1970). Por outro lado, muitos indivíduos inférteis, tanto homens como mulheres, têm anticorpos anti-esperma em circulação (Menge *et al.* 1980).

O estudo do efeito destes antigénios do sémen em animais é de grande importância, pois conduzirá à adaptação de melhores técnicas de gestão para evitar concepções indesejáveis. Além disso, a atividade antigénica dos imunogénios nos indivíduos vacinados para este fim também exige uma prioridade para descobrir o seu efeito indesejável nos tecidos somáticos. A tentativa de criar infertilidade em coelhos utilizando espermatozóides de mamíferos pode levar os cientistas, no futuro, a utilizar espermatozóides interespécies para a produção de contraceptivos imunológicos em grande escala. Assim, na presente investigação, foi feita uma tentativa de estudar os antigénios das diferentes fracções do sémen de carneiro Garole e de corço Black Bengal, que podem, no futuro, ser utilizados como fonte de antigénios para a produção de vacinas em grande escala comercial.

No presente trabalho

i) *Foram selecionados para a colheita de sémen machos de duas raças autóctones, a ovelha Garole e a cabra Preta de Bengala, tendo sido avaliados os seus caracteres físicos.*

ii) *A carga bacteriana no seu sémen foi determinada para evitar resultados enganadores com bandas de proteínas bacterianas em SDS- PAGE e a sua provável interferência com os perfis proteicos do sémen, que é o verdadeiro interesse do estudo e*

iii) *Foram efectuados estudos adicionais para comparar e caraterizar os perfis polipeptídicos do plasma seminal, do citosol do esperma e das proteínas da superfície do esperma em ambas as espécies. A informação fundamental obtida sobre a natureza básica dos polipéptidos do sémen pode revelar-se benéfica para a imunomodulação também noutras espécies.*

REVISÃO DA LITERATURA

O presente trabalho sobre o carneiro Garole e o corço Black Bengal é o primeiro no seu género. Por conseguinte, não foi possível disponibilizar revisões sobre estas espécies. Foram efectuados alguns trabalhos semelhantes em bovinos e búfalos, mas a disponibilidade de revisões nestas espécies e também noutras espécies é escassa. Assim, foram citadas algumas das revisões semelhantes ao trabalho do presente estudo.

2.1 Revisão das incidências dos caracteres físicos do sémen:

Os caracteres físicos são igualmente importantes para o estudo do SDS-PAGE, que pode variar se o volume, a atividade mássica, o pH e a concentração não forem adequados.

Ibrahim (1997) estudou a variação sazonal na qualidade do sémen de carneiros locais e cruzados criados nos Emirados Árabes Unidos. O volume, pH, motilidade em massa e concentração de espermatozóides dos ejaculados foram em média 0.75 ml, 6.82, 4.2 e 5102.26 x 10^6 espermatozóides/ ml de sémen respetivamente. Exceto o volume, o tipo de raça não teve efeito significativo nos caracteres do sémen. O sémen de melhor qualidade foi produzido no inverno (volume 0,77 ml, pH 6,95, motilidade 4,53 e concentração 4932,72 x10^6 / ml, embora a qualidade do sémen também tenha sido boa nas outras estações.

Suthar (1999) estudou os caracteres seminais e suas inter-relações em Patanwadi e carneiros Merino mestiços. Os vários caracteres físicos viz. o volume, pH, atividade de massa (0-5 pontos), motilidade inicial (%), concentração de espermatozóides (x10^6 / ml), espermatozóides vivos e morfologicamente anormais (%) para os grupos Patanwadi e Merino mestiço foram 0.91 + 0.02 e 1.15 + 0.03 ml, 6.76 + 0.01 e 6.95 + 0.01; 3.079 + 0.07 e 3.84 + 0.01; 85.53 + 0.52 e 84.72 + 0.54 %; 2.83 + 0.02 e 3.06 + 0.01; 8.51 + 0.36 e 88.18 + 0.27%; 6.83 + 0.17% e 7.57 + 0.17% respetivamente. os valores médios de todos os caracteres físicos foram registados como sendo mais elevados em carneiros Merino de meia-raça em comparação com carneiros Patanwandi. no entanto, o volume, pH, concentração e número de espermatozóides morfologicamente anormais variaram significativamente ($P<0.05$) entre os carneiros das duas raças.

Joshi *et al.* (1999a) avaliaram as caraterísticas do sémen de carneiros da raça Garole e descobriram que o volume do ejaculado (ml), a atividade da massa (escala 0-5), a intensidade do movimento (escala 0-4), a concentração (x10^6 espermatozóides /ml), a motilidade (%) eram 0,5 + 0,04, 4 + 0,16, 3,8 + 0,07, 2360,2 + 123,2 e 89,3 + 0,85 respetivamente.

Os caracteres do sémen de machos da raça Black Bengal foram observados por **Shamsuddin *et al.*, 2000.** Eles descobriram que o volume médio do ejaculado, a atividade de massa, a concentração de espermatozóides variou entre 0.267 - 0.352 ml, 4.1 - 4.2 (escala 0-5), 4187 x 10^6 -5064 x 10^6 / ml respetivamente.

Yadav e Sattar (2001) colheram sémen semanalmente de manhã por via intravenosa de 3 carneiros cruzados de 3,5-4 anos de idade de um rebanho mantido sob práticas agrícolas tradicionais e relataram a motilidade do sémen puro (escala de 0-5), volume (ml), concentração (x 10^6), percentagem de espermatozóides vivos, percentagem de danos acrosomais como 4,2 + 0,05, 0,87 + 0,05, 38,2 + 0,93, 84,9 + 0,83 e 9,6 + 0,1 respetivamente.

O volume, a atividade de massa, o pH, a concentração de espermatozóides no sémen do carneiro Garole foram encontrados para ser 0.523 + 0.025 ml, 4.3 + 0.02 (escala 1-5), 6.82 + 0.02, 3570 + 146.62 x 10^6 espermatozóides / ml respetivamente. Também foi relatado que para a preservação do sémen de Garole CUE (Cornell University Extender) é ligeiramente melhor do que Tris extender **George (2002).**

2.2 Revisão das incidências da carga bacteriana no sémen:

É comum que o sémen tenha uma contagem bacteriana, principalmente devido à contaminação ambiental. A prevenção da contaminação do sémen é essencial para uma reprodução normal. Além disso, a carga bacteriana no sémen pode dar origem a resultados enganadores com bandas de proteínas bacterianas em SDS-PAGE e a sua provável interferência nos perfis proteicos do sémen, que é o verdadeiro interesse do estudo.

Num estudo com 6 patos, foi registada uma carga bacteriana de 80,9, 34,5 e 13,2 a taxas de diluição de 100, 1000 e 10 000 em amostras de sémen pré-lavagem (**Naidu *et al.*, 1991**).

***Naidu et al.* (1991)** relataram novamente que a percentagem média de redução no número de colónias em consequência de lavagens pré-puciais foi de 45, 55 e 94, respetivamente, a 100, 1000 e 10.000 taxas de diluição.

A média de bactérias no sémen puro sem adição de antibióticos era de 13 000 bactérias por ml no sémen de búfalo (**Verma *et al.*, 1996).**

Gupta e Sinha (2001) estudaram 337 amostras de sémen de diferentes raças de caprinos e a carga bacteriana no sémen foi, em média, de 24,75 + 1,0, 16,16 + 0,8 e 9,36 + 0,6 UFC/ml a 10^2 , 10^3 e 10^4 taxas de diluição, respetivamente.

2.3 Revisão sobre a incidência da Imuno-infertilidade:

Os factores imunológicos responsáveis pela redução da fertilidade são de desenvolvimento científico algo recente e têm gerado muito interesse no campo da investigação biomédica, especialmente na biologia reprodutiva. Assim, apresenta-se de seguida um resumo do estado atual dos conhecimentos no domínio da infertilidade imunológica, com especial referência aos seus diagnósticos, com uma breve e crítica revisão da literatura disponível:

Landsteiner (1899) foi o pioneiro neste campo que produziu espermotoxinas no fluido peritonial da cobaia depois de o injetar repetidamente com espermatozóides de touro. O líquido causou aglutinação e imobilização dos espermatozóides.

Metchnikoff (1899) demonstrou a produção de anticorpos capazes de aglutinar e imobilizar espermatozóides em cobaias. **Landsteiner (1899) e Metchnikoff (1900)** sugeriram que a imunização de fêmeas com espermatozóides homólogos e heterólogos induzia infertilidade ou mesmo esterilidade.

Os espermatozóides eram fortemente antigénicos para produzir anticorpos quando injectados noutras espécies (**Landstenier, 1899; Metchnikoff, 1900; Menge, 1969**) e a antigenicidade é mais específica do órgão do que da espécie (Henle *et al.*, 1938; Smith, 1949).

As interferências da fertilidade normal pelos iso-anticorpos contra espermatozóides desenvolvidos em ratos fêmeas levaram à redução da fertilidade imunizando as fêmeas com espermatozóides e testículos homólogos (**McCartney, 1923**). O trabalho semelhante foi feito também noutras espécies. Por exemplo, em porquinhos-da-índia por **Isojima, *et al.* 1959; Katsh, 1959; Otani, *et al.* 1963,** em ratos por **Edwards, 1963; McLaren, 1966; Bell, 1969a;** em coelhos por **Behram e Nakayama, 1965; Menge, 1968; Bell, 1969b** e em bovinos por **Menge, 1969** e todos concluíram o mesmo.

Ardelt (1934) encontrou uma correlação entre a presença de anticorpos anti-esperma em mulheres e a quantidade de espermatozóides reabsorvidos através do endométrio.

A natureza complexa da antigenicidade do espermatozoide de touro foi mostrada pela primeira vez por **Henle e seus colaboradores (1938),** alguns antigénios foram encontrados apenas na cabeça do espermatozoide, enquanto outros apenas na cauda e ainda havia outros comuns à cabeça e à cauda. **Smith (1949)** confirmou estas descobertas.

Viosin *et al.* (1951) realizaram a identificação, purificação e caraterização de antigénios de espermatozóides em casos de orquite aspermatogénica autoimune.

Os soros imunes foram criados contra o sémen de touro em bovinos e contra os espermatozóides de touro lavados em coelhos, causando um efeito antifertilidade quando adicionados ao sémen de touro antes da inseminação. Eles relataram que a fertilização foi impedida em coelhos inseminados com sémen tratado com soro de sémen de coelho bovino (**Menge *et al.*, 1962).**

Os espermatozóides ejaculados foram revestidos com proteínas do plasma seminal e alguns destes antigénios de revestimento foram encontrados em espermatozóides do canal deferente e devem, portanto, ter sido depositados antes da contribuição das principais glândulas sexuais acessórias entrarem em contacto com os espermatozóides.

Foi observado que os espermatozóides eram antigénicos quando injectados intradermicamente com adjuvante de Freund no coelho (**Hunter e Hafs, 1964).**

Bratanov (1969) observou uma taxa de conceção mais baixa e **Illynsky (1971)** verificou a esterilidade devido a títulos consideravelmente elevados de anticorpos anti-espermatozóides no soro e nas secreções genitais de vacas reprodutoras repetidas em resultado de inseminações repetidas.

Os espermatozóides parecem transportar uma grande quantidade de antigénios de diferentes tipos, incluindo o auto-antigénio específico dos espermatozóides, capaz de provocar uma imunossupressão. Assim, o antigénio específico dos espermatozóides parece ser uma opção atraente para a imunocontracepção. O reconhecimento de anticorpos anti-espermatozóides, que eram considerados a base da infertilidade, sugere que existem antigénios do esperma que podem ser utilizados como base da vacina contra a infertilidade (**Isojama, 1969; Hjort e Hansen, 1971; Hekman, 1976).**

A especificidade dos anti-soros contra os espermatozóides de touro e os fluidos reprodutivos foi estudada por **Barker e Amman (1970).** O antissoro foi produzido contra o plasma seminal do touro, fluido da vesícula seminal, plasma epididimário da cauda, soro sanguíneo, espermatozóides ejaculados lavados, espermatozóides epididimários da cauda lavados e fracções de soro. Foram detectados quatro antigénios específicos dos espermatozóides. Um antigénio estava localizado na cabeça dos espermatozóides, um na cauda dos espermatozóides e dois outros eram comuns à cabeça e à cauda. Os principais antigénios dos espermatozóides estavam localizados na membrana celular e no acrossoma. Afirmaram também que o plasma epididimário da cauda e o líquido da vesícula seminal partilhavam pelo menos dois antigénios não presentes no soro sanguíneo.

Isojima *et al.* (1972) obtiveram 13 casos positivos, 19% de infertilidade imunológica em 74 mulheres com infertilidade inexplicada e nenhum em 131 controlos.

Konoinov (1973) fez um estudo detalhado sobre a estrutura antigénica dos espermatozóides de touro e observou que os antigénios acrossomais eram principalmente glicoproteínas e os da peça intermédia eram de natureza polissacarídea.

O soro imune contra espermatozóides de touro reduziu significativamente a mortalidade de espermatozóides de touro recém ejaculados bem dentro de dois ou três minutos. A percentagem de espermatozóides mortos também aumentou notavelmente com a diminuição da diluição do soro imune e com o aumento da duração do tratamento com soro imune (**Prasad e Nair, 1973**).

Jones (1974) relatou uma indicação de menor capacidade reprodutiva em mulheres com anticorpos de esperma. Ele encontrou a relação entre abortos espontâneos e a presença de aglutininas de esperma circulantes ou anticorpos imobilizadores.

A reação imunitária local devida à presença de anticorpos anti-espermatozóides no trato genital feminino não só interfere com o processo normal de fertilização, como também causa reacções cruzadas com o embrião em fase de pré-implantação, resultando em morte embrionária precoce (**Menge *et al.*, 1975**).

As aglutininas espermáticas foram detectadas na altura do cio no sangue de 100 de 110 vacas e novilhas e no muco cervical de 18 de 100. As vacas que foram negativas ao teste de aglutinação tiveram a taxa de conceção mais elevada (60%), enquanto as que tinham anticorpos tanto no sangue como no muco cervical tiveram a taxa mais baixa (11%). A taxa de conceção das vacas que possuíam apenas aglutininas no sangue foi de 43% (**Zharkin, 1976**).

Sudo *et al.* (1977) relataram a incidência de 2,7% de anticorpos aglutinantes de espermatozóides no muco cervical em mulheres inférteis.

Menge (1980) afirmou que a fertilização poderia ser impedida pelos anticorpos antiesperma porque imobilizavam, prejudicavam a penetração dos espermatozóides no muco cervical, inactivavam as enzimas acrosomais presumivelmente essenciais para a fertilização, inibiam a fixação à zonapelucida ou interferiam na sobrevivência do embrião. Estes efeitos dos anticorpos foram demonstrados experimentalmente com a iso-imunização de fêmeas de várias espécies, com espermatozóides ou preparações de membrana plasmática de esperma.

O'Rand (1981) relatou que, quando coelhos foram inseminados com esperma tratado com anti-soros para o fragmento de ligação ao auto-antigénio da membrana do esperma de coelho (RSA-1), houve uma diminuição de 68% no número de fetos. Houve uma redução de 62% na ligação à zona do esperma in vitro e uma inibição competitiva da penetração por anticorpos específicos do fragmento de ligação ao antigénio.

O nível de anticorpos de esperma está diretamente correlacionado com a redução da fertilização e desenvolvimento de blastócitos (**Seki *et al.*, 1982**). Eles imunizaram quatro grupos de ratos com 2 injecções de 1 milhão de espermatozóides epididimários por semana 2,4, 6 e oito semanas. E num outro grupo foi administrada uma injeção de soro fisiológico normal em duas injecções por semana durante 8 semanas. Para os cinco grupos, as taxas de fertilização foram de 84,4, 78,7, 70,1, 50,4 e 91,4 por cento. As percentagens de ovos que se desenvolveram em blastócitos foram 54, 53, 49, 44 e 65 por cento.

Peterson *et al.* (1982) relataram que quando os espermatozóides foram expostos a anticorpos anti-membrana de esperma de javali e foram introduzidos num corno uterino de uma marrã, houve prevenção da ligação espermatozoide-zona, penetração da zona e fertilização em comparação com os espermatozóides de outro corno onde os espermatozóides foram expostos apenas a materiais de controlo.

O nível de anticorpos naturais de esperma no sangue em relação à eficácia da inseminação em vacas foi estudado por **Sirazhdinov e Kuznetsov (1982)**. Afirmaram também que as concentrações baixas e moderadas de anticorpos de esperma no sangue não afectaram negativamente a função reprodutiva das vacas. Altas concentrações de anticorpos foram associadas à infertilidade.

Koyama *et al.* (1984) indicaram que anticorpos contra espermatozóides na presença de complemento podem prejudicar o desenvolvimento in-vitro de óvulos fertilizados de ratos. O mesmo foi demonstrado por **Zharkin (1982)** que vacas com títulos de anticorpos de esperma de 1: 2, 1: 4 e 1: 8 tinham taxas de conceção de 50, 38 e 27 por cento respetivamente.

Foram utilizadas as técnicas ELISA (Enzyme Linked Immunosorbent Assay) e de coloração imunoflorescente indireta e foram encontrados 4 anticorpos monoclonais que eram reactivos aos antigénios da parte média do esperma de touro ejaculado. Além disso, um deles também foi reativo para a área acrossomal e outro para a área acrossomal e pós-acrossomal (**Chakraborty *et al.*, 1985**).

Hancock *et al.* (1985) observaram que, em ratos acasalados e em ratos injectados subcutaneamente com esperma, o número de células secretoras de imunoglobulina nos gânglios linfáticos que drenam para os respectivos locais estava a aumentar maciçamente, respondendo ao esperma.

Os efeitos dos iso-anticorpos contra os espermatozóides e o plasma seminal na fertilização foram estudados por **Lee *et al.* (1985)**, onde eles imunizaram seis coelhas contra os espermatozóides, seis contra o plasma seminal e quatro fêmeas não foram imunizadas e as taxas de fertilização dos óvulos recuperados foram 62. 8, 58 e 91,4 por cento. Também foi relatado por eles através de outro experimento que quando eles inseminaram os grupos com espermatozóides suspensos em antissoro anti-esperma para plasma seminal de coelho e sêmen sem

antissoro, respetivamente. As taxas de fertilização dos óvulos recuperados foram de 5,6, 16 e 100 por cento.

Lee *et al.* (1986) observaram ainda que a fertilização in-vivo e in-vitro de oócitos de ratinho e o subsequente desenvolvimento de embriões precoces para o antigénio acrosomal do esperma. Mas no grupo de controlo comparativo, os anti-soros de coelho contra as enzimas específicas dos espermatozóides (ou seja, lactato desidrogenase-x e 3-fosfoglicerato quinase-2) mostraram pouca ou nenhuma inibição na fertilização de oócitos de ratinho ou no desenvolvimento subsequente do embrião.

O anticorpo foi um dos factores causais da infertilidade estabelecido por (**Hamilton *et al.*, 1987**). Na sua experiência com ratos, identificaram dois polipéptidos que se ligavam a soros hiperimunes e propuseram essas moléculas (antigénios) como candidatos para futuras investigações sobre a imunoprofilaxia da gravidez.

Mittal *et al.* (1988), num estudo sobre infertilidade humana, investigaram a presença de anticorpos aglutinadores de espermatozóides no soro de cem casais com esterilidade primária e secundária, quando não foi encontrada qualquer causa de esterilidade. Estes anticorpos foram detectados em 37% das mulheres e 31% dos homens, enquanto que em casais férteis normais apenas 2% dos homens e das mulheres apresentaram resultados positivos. Ficou claro que os anticorpos aglutinantes de espermatozóides desempenham um papel importante em pessoas com infertilidade inexplicável.

Basu (1988) investigou casos de imunoinfertilidade em 32 vacas reprodutoras repetidas, utilizando vários testes serológicos, tendo o título de anticorpos sido de 1: 8192 detectado por

Teste de aglutinação em tubos de ensaio em soro de controlo positivo de coelhos inoculados com sémen inteiro durante cinco semanas a intervalos semanais.

Fayemi (1989) relatou que a imunização de javalis com espermatozóides de javali resultou na produção de anticorpos de plasma de esperma e estes afectaram negativamente a mobilidade do esperma. A imunização com plasma seminal resultou em aglutinação do esperma. O acasalamento com coelhos fêmeas após a re-imunização de coelhos machos com espermatozóides homólogos, reduziu significativamente a taxa de conceção e o tamanho da ninhada, mas quando o título caiu, resultou em melhor taxa de conceção e tamanho da ninhada.

Wang (1989) demonstrou, através de um teste ELISA, que 37,9 e 34,5 por cento das vacas inférteis tinham anticorpos contra o esperma no muco cervical e no soro sanguíneo, respetivamente, em comparação com 0 e 6,7 por cento das vacas não grávidas com um historial de fertilidade normal.

Testes de aglutinação de espermatozóides foram conduzidos por **Gokeen *et al.* (1990)** usando sêmen misturado com soro sanguíneo de novilhas, vacas prenhes e inférteis e muco cervical de vacas, onde o soro sanguíneo de fêmeas prenhes teve os títulos mais baixos de aglutinações de espermatozóides e os de vacas inférteis tiveram os títulos mais altos 1: 32. Sugeriram que os títulos elevados de aglutinações de esperma poderiam explicar algumas causas de infertilidade em vacas.

Lander *et al.* (1990) utilizaram o ELISA para detetar anticorpos contra espermatozóides no soro sanguíneo de uma vaca injectada subcutaneamente com espermatozóides no Adjuvante Completo de Freund. Os anticorpos das classes IgG e IgM foram detectados no soro da vaca 21 dias após a imunização.

Fayemi *et al.* (1990) estudaram o efeito da imunização com espermatozóides ou plasma seminal na qualidade espermática de javalis. Eles pegaram quatro javalis de 15 meses de idade, soronegativos para anticorpos de esperma, foram imunizados intra-muscularmente com espermatozóides de javali lavados e sonicados misturados com Adjuvante Completo de Freund em 0, 2 e 15 semanas (semana = início do experimento) e subcutaneamente com plasma seminal em 37 e 39 semanas. Foram encontrados altos títulos de anticorpos contra espermatozóides no soro e no plasma seminal em todos os quatro javalis duas a três semanas após a imunização.

Mengrettee (1991) observou a imunoinfertilidade injectando espermatozóides lavados juntamente com o Adjuvante Completo de Freund nos dois grupos de coelhos fêmeas durante cinco semanas com um intervalo semanal. Recolheu os anti-soros dos coelhos no intervalo de uma semana após cada injeção e observou a presença de anticorpos. Após a primeira inoculação, o título foi de 1: 32, que aumentou de forma constante no final da quinta inoculação até 1: 2048 contra espermatozóides lavados e lavados com tripsina, tratados.

Byomkesh Bhonjo (1993) estudou o título imunogénico após a introdução do acrossoma de espermatozóides de quatro touros livres de cruzamento doentes da quinta Haringhata separados por CTAB (Brometo de Cetil Trimetil Amónio) e Teepol em coelhos. Os testes de aglutinação em tubo (TAT) revelaram que o valor médio mais elevado do título de anticorpos em coelhos em que o acrossoma foi separado com CTAB foi (260 + 27,39) em comparação com o valor médio mais elevado do título de anticorpos em coelhos em que o acrossoma foi separado com Teepol foi (240 + 28,28).

2.4 Revisão das incidências de lavagem de espermatozóides:

A lavagem dos espermatozóides é uma parte integrante e parcial da separação dos espermatozóides e do plasma seminal do sémen. Havia muitos problemas envolvidos na lavagem do sémen de mamíferos. Para a lavagem em soro fisiológico à temperatura ambiente, é necessária uma força centrífuga relativamente maior para sedimentar os espermatozóides móveis e um pellet de espermatozóides ligeiramente compactado formado será difícil de ressuspender sem danificar os espermatozóides. A imobilização dos espermatozóides antes da centrifugação torna possível sedimentar os espermatozóides através da centrifugação de baixa velocidade. A imobilização dos espermatozóides pode ser obtida por arrefecimento ou por alguns produtos químicos. Mas o resfriamento pode causar choque frio (Bishop e Walton, 1960; Mann, 1964) e a imobilização química pode alterar os constituintes do espermatozoide. A seguinte revisão da lavagem de espermatozóides de mamíferos, em maior medida, é levada em consideração em vista das limitações da lavagem de espermatozóides.

O método hipo-osmótico de lavagem foi desenvolvido por Quinn e White (1969).

Neste método, exerceram um choque hipo-osmótico nos espermatozóides para os imobilizar antes da lavagem e centrifugação. O sémen de touro e de javali foi centrifugado diretamente e o sémen de carneiro foi centrifugado a 2500 g durante 17 minutos, após diluição com três volumes de meio hipo-osmótico-fosfato (HOP) constituído por tampão fosfato de potássio 50 mM, mercaptoetanol 5 mM e EDTA 5 mM (pH 7,0). O sobrenadante foi removido e o sedimento foi suavemente ressuspenso em HOP. A suspensão foi então recentrifugada e o sobrenadante foi removido. Este procedimento foi repetido três vezes e os espermatozóides foram finalmente recentrifugados no meio adequado.

Harrison e White (1972) descreveram o método Ringer de lavagem de espermatozóides por modificação do método relatado por Mann, 1964. Eles

A *revisão da literatura* efectuou a lavagem a 2^0 C para evitar as alterações autolíticas causadas pelas enzimas hidrolíticas do esperma. Neste método, o sémen de touro e de javali foi centrifugado diretamente a 2500 g durante 15 minutos e, no caso do sémen de carneiro, foi feito após diluição com três volumes de solução de Ringer. O sobrenadante foi removido e o sedimento ressuspendido suavemente em meio Kreb-Ringer-frutose-fosfato (RFP). A suspensão foi então recentrifugada a 2000 g durante 12 minutos e o sobrenadante foi removido, repetindo-se o procedimento por três vezes.

O sedimento final foi suspenso em solução salina fisiológica para a experiência subsequente. O mesmo procedimento foi descrito por **Multamaki *et al.* (1977).**

O método de arrefecimento de lavagem de espermatozóides foi também descrito por **Harrison e White (1972)** com uma ligeira modificação do método de Ringer. Neste método os espermatozóides imobilizados por arrefecimento também, mas num meio protetor para evitar choque frio, seguido de lavagem por centrifugação a 4^0 centígrados a 600g durante 15 minutos em todos os passos. Este método foi denominado por eles como método de arrefecimento.

2.5 Revisão das incidências de separação de proteínas de superfície fracamente ligadas:

O *Mycobaterium bovis* foi tratado com mercaptoetanol a 1% e SDS a 2% na concentração final, tendo sido deixado em repouso durante 90 minutos. Posteriormente, procedeu-se à centrifugação para separar as proteínas soltas na superfície **(Gupta, 1997)**.

2.6 Revisão das incidências da contraceção imunológica:

A imunoesterilização por vetor viral foi utilizada quando um gene que codifica um antigénio do sistema reprodutor de um animal foi inserido num vírus e, durante a infeção, estimula a formação de anticorpos contra esse antigénio, de tal forma que o animal se torna infértil. Existem boas provas de que certas proteínas dos espermatozóides ou dos óvulos, quando introduzidas por via parentérica, induzem a infertilidade **(Robinson e Holland, 1995).**

A população de coelhos selvagens europeus na Austrália foi controlada através da inserção do gene para uma proteína de esperma essencial para a fertilização no vírus do mixoma e infectando coelhos com o vírus, prevendo-se que os coelhos que sobrevivessem à infeção se tornariam inférteis devido à resposta imunitária ao antigénio de esperma transferido pelo vírus. Descobriu-se que a proteína do espermatozoide, PH-20, era o que se tornava infértil (**Holland *et al.*, 1997**).

Moore *et al.* (1997) demonstraram a utilização de antigénios de esperma de outras espécies para imunizar fêmeas de esquilo cinzento, como forma de controlar a população destes animais no Reino Unido, utilizando anticorpos monoclonais contra numerosos antigénios específicos de esperma em espermatozóides de roedores.

A presença e caraterização parcial de uma atividade alfa-D-manosidase nas membranas plasmáticas de espermatozóides de rato, ratinho, hamster e humano foi relatada por **Yoshida-Komiya *et al.* (1997)**. Estas moléculas de ligação à manose, tais como a alfa-annosidase ou a proteína de ligação à manose nos espermatozóides, podem reconhecer resíduos de manosil na zona pelúcida e desempenhar um papel semelhante ao de um recetor na interação esperma-ovo no rato.

As proteínas purificadas da zona pelúcida obtidas de ovários de porco e de gato foram utilizadas para produzir anti-soros altamente específicos em coelhos. A zona pelúcida do gato e do porco expressam um número muito pequeno de determinantes antigénicos partilhados, tornando questionável a utilização da vacina pZP em gatos. Uma vacina contraceptiva baseada em determinantes da zona pelúcida felina será uma melhor escolha para o controlo da reprodução em gatos selvagens se for possível obter imunogenicidade (**Jewgenow *et al.*, 2000**).

2.7 Revisão das incidências das proteínas totais e do perfil polipeptídico do plasma seminal:

Os espermatozóides e os polipeptídeos do plasma seminal revelaram que 15-30 polipeptídeos de esperma e 25-30 polipeptídeos do plasma seminal eram indistinguíveis entre os touros antes do isolamento do escroto para induzir a degeneração dos testículos. As mudanças no padrão de polipeptídeos do esperma apareceram tão cedo quanto 2 dias após o tratamento e persistiram por pelo menos 11 meses em 2 touros. Nos espermatozóides, houve uma perda detetável de polipeptídeos de 31, 34, 49 e 58 Kilodaltons e um aparecimento de 6-8 novos polipeptídeos principais, variando de 32 a 83 Kilodaltons (**Wolfe *et al.*, 1993**).

No plasma sanguíneo e no plasma seminal de touros búfalos, foram observadas 20 e 17 bandas de proteínas de intensidades variáveis e com uma gama de pesos moleculares de 96 a 11 Kilodaltons, respetivamente. As principais proteínas do plasma sanguíneo dos búfalos tinham pesos moleculares de 66, 55 e 25 quilodaltons, enquanto as principais proteínas do plasma seminal tinham pesos moleculares de 18-19, 16, 14, 11-12 quilodaltons. À semelhança das proteínas do plasma sanguíneo dos búfalos, as principais proteínas do plasma sanguíneo dos touros bovinos tinham pesos moleculares de 66, 55 e 25 Kilodaltons. As principais proteínas do plasma seminal de touros bovinos tinham pesos moleculares de 25, 20, 15, 13 e 12 Kilodaltons. Concluiu-se que as principais proteínas do plasma seminal de búfalos e bovinos não eram de origem sanguínea e podem ser os produtos de secreção dos testículos, epidídimos, canais deferentes e vesículas seminais (**Kulkarni, *et al.*, 1998**).

Três proteínas, BSP-A1/-A2, BSP-A3, e BSP-30 kilo Daltons (coletivamente chamadas proteínas BSP), representam as principais proteínas do plasma seminal bovino (BSP). Na ejaculação, essas proteínas se ligam à superfície do espermatozoide e induzem mudanças moleculares na membrana plasmática que foram consideradas essenciais para a capacitação do espermatozoide (**Nauc *et al.*, 2000**).

Os perfis proteicos de dois pools de espermatozóides equinos foram identificados antes e depois da congelação utilizando gel de poliacrilamida a 10% (SDS-PAGE). Ambos os perfis proteicos mostraram aproximadamente 14 bandas proteicas, que oscilaram entre 14 e 69,02 Kilodaltons para os dois garanhões. O sémen descongelado mostrou um aumento relativo em duas bandas proteicas de cerca de 64,48 e 66,20 Kilodaltons nas células pós-descongelamento (**Fonseca *et al.*, 2002**).

A proteína de 25 Kilodaltons nos espermatozóides ovinos e no plasma seminal foi considerada como específica do sexo masculino. Três proteínas de cerca de 25 Kilodaltons que apresentavam diferentes hidrofobicidades e com períodos de retenção de 39'1", 41'611" e 42'8", quando inoculadas separadamente em ratos BALB-C, apenas o soro da proteína com período de retenção de 39'1" reagiu contra uma proteína original do tecido de ovinos machos e não de ovinos fêmeas (**Tilburg *et al.*, 2002**).

Kulkarni, (2003) identificou algumas das proteínas do plasma seminal, nomeadamente:

i) **Proteína de ligação IgG-Fc** 96KDa presente no plasma seminal humano, responsável pela regulação da resposta imunitária humoral e celular feminina para proteger os espermatozóides da destruição imunitária.

ii) **A clusterina**, uma proteína de cerca de 75-85 KDa, foi identificada no carneiro e é necessária para o desenvolvimento do trato reprodutor masculino.

iii) **A proteína de ligação aos androgénios** (ABP de 70-90KDa) foi responsável pela maturação dos espermatozóides.

iv) **A Proteína de Motilidade para a Frente do Esperma Bovino** (aprox. 37KDa) inicia a motilidade para a frente em espermatozóides imaturos.

v) **A Proteína de Ligação à Heparina Bovina** (aprox. 13-15KDa) foi responsável pela indução da capacitação espermática e pela reação acrossomal.

vi) **A inibina** (aprox. 15-30KDa), suprime a secreção de FSH e modula a função reprodutiva tanto no homem como na mulher.

vii) **Gossact** (aprox.16KDa) purificado do plasma seminal humano e foi necessário para inibir o efeito sobre a LDH, prevenindo assim os danos mitocondriais e a fragmentação acrossomal.

2.8 Revisão das incidências das proteínas totais e do perfil polipeptídico das proteínas específicas do espermatozoide:

Esbenshade *et al.*, (1980) relataram que as principais proteínas da membrana plasmática dos espermatozóides suínos têm um peso molecular de 14 000 Daltons, e foram expostas na superfície dos espermatozóides. Esta proteína foi libertada dos espermatozóides durante a capacitação no útero, aumentando assim a acessibilidade de outras proteínas da membrana à superfície.

Injecções de espermatozóides no adjuvante completo de Freund por via sc em vacas, resultaram na deteção de anticorpos das classes IgG e IgM no soro da vaca 21 dias após a imunização (**Lander *et al.*, 1990**).

A imunização de dois garanhões com seus próprios espermatozóides resultou na produção de anticorpos antiesperma circulantes, principalmente da classe IgG. Esses auto-anticorpos apareceram 2-4 semanas após a inoculação e persistiram por 6-20 semanas. A caraterização imunoquímica por western blot identificou 2 autoantigénios principais do esperma, com pesos moleculares de 70 e 62 Kilodaltons respetivamente (**Teuscher *et al.*, 1994**).

Os touros búfalos e bovinos apresentavam 21 e 23 bandas proteicas de intensidades variáveis e pesos moleculares que variavam entre >100 - 13 Kilodaltons. Destas, as proteínas de 16 Kilodaltons e 14 Kilodaltons presentes nos bovinos estavam ausentes nos búfalos (**Kulkarni *et al.*, 1997**).

12, 11, 23 bandas de proteínas de intensidades variadas e pesos moleculares de 93-94 Kilodaltons - 11 Kilodaltons foram observadas em espermatozóides inteiros do epidídimo caudado, vaso de deferência e espermatozóides ejaculados respetivamente (**Kulkarni *et al.*, 1998**).

Os principais antigénios do esperma, que podem ser úteis como vacinas contraceptivas, podem ser FA-1, SP-1, PH-20 e LDHC4 identificados no ser humano. Para além das três proteínas, ZP-1, ZP-2 e ZP-3, presentes na matriz extracelular que rodeia o oócito em crescimento e o óvulo ovulado, presentes na maioria das espécies, a ZP3 foi considerada a principal proteína a que os espermatozóides se ligam e o bloqueio desta proteína com anticorpos resulta em infertilidade. Até à data, de quase 67 espécies diferentes tratadas com zona pelúcida porcina, foi registada imuno-contraceção bem sucedida em 27 delas (**Indervesh *et al.*, 2000**).

O polipéptido da superfície do esperma de cabra antes e depois da capatação por SDS-PAGE revelou 5 bandas proteicas viz. 14.8, 72.4, 81, 100, e 128 Kilodaltons em espermatozóides ejaculados não capatados, apenas 3 bandas viz. 23,4, 27 e 72,4 Kilodaltons em espermatozóides capacitados e a banda com 72,4 Kilodaltons foi apenas fracamente iodada em espermatozóides ejaculados não capacitados, mas fortemente iodada em espermatozóides capacitados. Em Western blotting de proteína extraída de detergente (com 2% SDS) usando anti-soros criados contra a membrana plasmática purificada de esperma de cabra revelou 6 antigénios viz. 17.8, 29.1, 33.4,

45.6, 85.1 e 123.2 Kilodaltons em espermatozóides não capacitados e 4 antigénios em capacitados e apenas 1 i.e. 45.6 Kilodaltons em espermatozóides com reação acrosomática (**Kaul, *et al.*, 2000).**

Peknicova, *et al.* (2001) relataram que anticorpos monoclonais ACR.2 contra acrosina de javali (55, 53, 45 e 38 Kilodaltons), e Hs-8 contra proteína intra-acrossomal de javali (230, 110, 88, 60, 48 Kilodaltons) na ligação espermatozoide de javali - oócito porcino resultaram em redução da ligação espermatozoide secundário - zona pelúcida com diferença estatisticamente significativa.

MATERIAL E MÉTODOS

O inquérito foi efectuado numa exploração de caprinos e ovinos da Universidade de Ciências Animais e das Pescas de Bengala Ocidental, em Haringhata, Nadia, Bengala Ocidental. O estudo foi efectuado durante os meses de verão, entre maio e julho de 2003.

O trabalho incluiu a colheita de sémen de carneiros da raça Garole e de machos da raça Black Bengal em vagina artificial. As amostras de sémen recolhidas foram depois transportadas para o laboratório e avaliadas quanto a diferentes parâmetros físicos, tais como volume, cor e consistência, pH, atividade de massa e concentração de espermatozóides. Em seguida, foram centrifugadas para separar o plasma seminal e armazenadas a -20^0 C. O sedimento que continha os espermatozóides foi depois sonicado para libertar as proteínas citosólicas, que foram centrifugadas para separar e recolher as proteínas citosólicas e novamente armazenadas a -20^0 C para estudos posteriores. O sedimento foi então tratado com os detergentes Dodecil Sulfato de Sódio (SDS) e Mercaptoetanol para libertar as proteínas fracamente ligadas à superfície do esperma. Em seguida, foi dialisado com um saco de diálise e centrifugado para recolher o sobrenadante e foi armazenado a -20^0 C. Em cada um deles, as proteínas totais foram estimadas e SDS-PAGE foi feito para analisar os perfis polipeptídicos. Este procedimento foi repetido de 15 em 15 dias.

3.1 Seleção, identificação e formação de carneiros e borregos:

Foram selecionados 20 machos e fêmeas saudáveis, sexualmente maduros e férteis, com idades compreendidas entre 1,5 e 2,5 anos, com uma configuração corporal elevada, testículos bem desenvolvidos e bom vigor. A identificação dos carneiros e dos machos foi efectuada com uma marca no pescoço. O excesso de lã e pêlos foi cortado da zona circundante dos órgãos genitais externos (anéis) desses machos e fêmeas e estes foram separados das fêmeas. Os animais foram submetidos a condições de maneio uniformes, incluindo a alimentação. Estes machos foram treinados para montar em fêmeas estrábicas/anestésicas de manhã cedo e os ejaculados foram recolhidos numa vagina artificial (AV).

3.2 Preparação de uma vagina artificial:

A vagina artificial foi especialmente concebida para a colheita de sémen de carneiros da raça Garole e de machos da raça Black Bengal, uma vez que não se encontrava facilmente disponível no mercado. O cilindro exterior da AV media 6,5 polegadas de comprimento e 1,5 polegadas de diâmetro interior, o que era mais pequeno do que as AV disponíveis para pequenos ruminantes. O cilindro exterior era constituído por um tubo de PVC rígido, geralmente utilizado como revestimento exterior do cabo telefónico. O revestimento interior e o cone foram feitos com preservativos, depois de lavados com sabão neutro, enxaguados com água destilada e depois secos antes de serem utilizados (George, 2002). Foram utilizados preservativos separados para cada recolha e depois deitados fora. Assim, o AV preparado foi utilizado para a recolha individual. A temperatura (41-42^0 C) foi manipulada deitando água quente e a pressão adequada foi mantida soprando ar (Fig.3.1).

3.3 Recolha de sémen:

As amostras de sémen foram colhidas apenas uma vez de cada um dos 20 carneiros e machos saudáveis e férteis, de manhã cedo, adoptando o método AV. As ovelhas e as fêmeas em estro ou em anoestro foram utilizadas como manequins para a colheita de sémen dos machos e dos machos, respetivamente. Antes da colheita do sémen, a zona prepucial foi limpa e os pêlos que rodeavam o prepúcio foram cortados, mantendo a assepsia tanto dos machos como da parte traseira dos manequins. Os animais foram montados falsamente 2 a 3 vezes e depois deixados montar e ejacular no AV para garantir uma melhor qualidade e maior quantidade de sémen. Durante a colheita, a AV foi dirigida para a glande do pénis, como se mostra na figura, num ângulo de 45^0 e, em seguida, dirigindo o pénis para a AV, agarrando a sua bainha durante a montagem. Assim que a glande do pénis foi introduzida na AV, os animais deram um impulso e ejacularam na AV, pelo que o sémen foi recolhido no tubo de recolha instalado no cone (Fig.3.2 e Fig.3.3). O sémen recolhido foi então transportado para o laboratório e avaliado quanto a diferentes caracteres físicos.

3.4 Avaliação de amostras de sémen quanto a caracteres físicos:

As amostras de sémen foram avaliadas imediatamente após a colheita quanto às suas caraterísticas físicas, como se segue:

3.4.1Volume

Assim que o sémen foi colhido, os volumes do mesmo foram anotados através da graduação fornecida no tubo de colheita.

3.4.2Cor e consistência

Simultaneamente, a cor também foi registada por visualização e a consistência foi determinada em função da espessura da amostra individual de sémen.

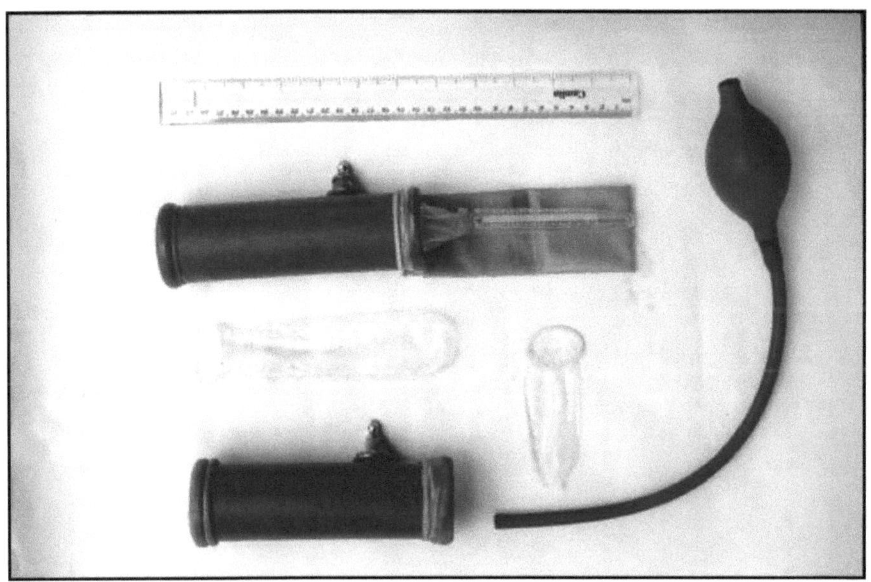

Fig. 3.1. Partes do AV

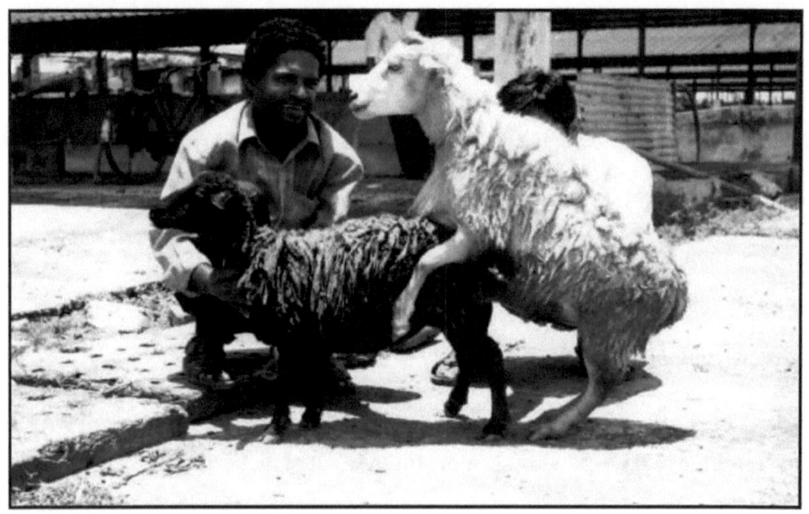

Fig. 3.2. Recolha de sémen de carneiros Garole

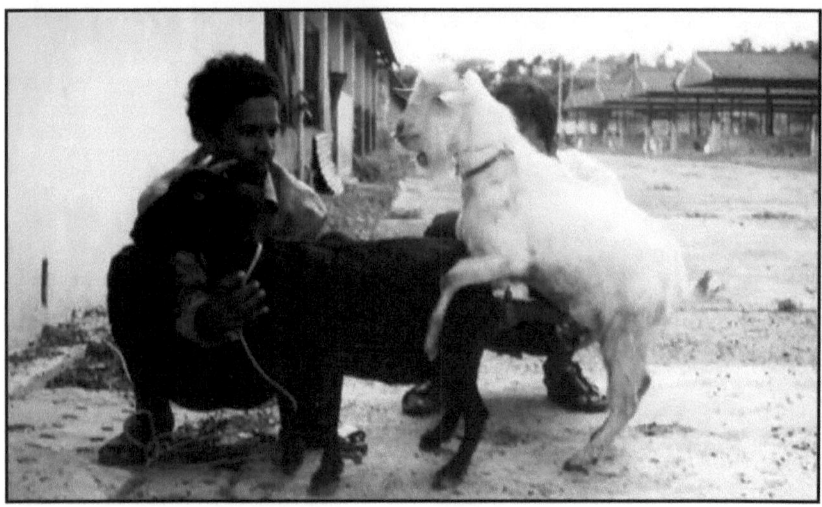

Fig. 3.3. Recolha de sémen de patos de Bengala Negra

3.4.3pH

Para estimar o pH, foi utilizado papel indicador de pH de gama estreita (Qualigens: 5-7,5). Para uma estimativa correta, a tira de papel indicador de pH foi cortada em pedaços com uma tesoura limpa e seca e manuseada com uma pinça seca e limpa. Colocou-se uma pequena gota de amostra de sémen numa lâmina limpa e mergulhou-se o papel indicador de pH no sémen; a mudança de cor correspondeu à gama de cores fornecida e registou-se o valor de pH correspondente.

3.4.4Atividade em massa

Uma gota de sémen puro foi colhida numa lâmina limpa e sem gordura e observada com a objetiva de baixa potência do microscópio. Para a escala de atividade de massa de 0-5, foi adotado o procedimento convencional para determinar a atividade de massa. A classificação foi efectuada em função da intensidade (força e vigor) das ondas e dos remoinhos. Ao sémen que apresentava ondas e remoinhos muito fortes e rápidos foi atribuída uma pontuação de cinco e sem ondas ou remoinhos foi considerada uma pontuação de zero. As pontuações da atividade de massa das amostras de sémen com força e intensidade variáveis dos remoinhos e das ondas foram avaliadas em conformidade (escala de 0-5).

3.4.5Concentração

Para a avaliação da concentração de espermatozóides pelo método hemocitométrico (câmara de Neuber), uma parte da amostra de sémen foi diluída a uma taxa de 1:200 com solução de E- Y-salina-formaldeído [Eosina-Y-250 mg, solução salina normal-100ml e formaldeído (38%) -1ml]. O procedimento adotado foi idêntico ao utilizado para a contagem de hemácias. A câmara de contagem foi carregada com o sémen diluído e os espermatozóides foram contados. A concentração de espermatozóides foi expressa como milhões de espermatozóides/ml de sémen.

3.5 Exame bacteriológico do sémen:

O sémen está frequentemente contaminado com microflora comum. Para medir a extensão da contaminação ou contar os microrganismos numa amostra de sémen fresco, o método seguido no estudo foi o método modificado descrito pelo O.I.E. (Office International des Epizootics). Durante o processo de realização da contagem, era necessário ter em conta alguns aspectos importantes, que incluem

3.5.1Esterilização de A.V. e seus componentes.

3.5.2Medidas de assepsia durante a colheita de sémen.

*3.5.3*Meios adequados para diluição e contagem

*3.5.4*Inoculação e incubação das culturas

*3.5.5*Método de cálculo da contagem total

As recomendações para a técnica de contagem dos microrganismos presentes no sémen são as seguintes

3.5.6Preparação de diluições e inoculação de sémen:

Transferiram-se exatamente 0,2 ml de sémen para um tubo estéril, ao qual se adicionaram 1,8 ml de meio de diluição (anexo II a) para diluir o sémen a 1:10 (tubo A). O conteúdo foi misturado cuidadosamente por agitação com um aparelho de vórtex. Deitaram-se 9,5 ml de meio de diluição no tubo B, dos quais se retiraram 0,5 ml como controlo para uma placa de Petri de 9-10 cm e, aos restantes 9 ml de meio de diluição, adicionou-se 1 ml de sémen diluído do tubo A para diluir o sémen a 1:100 no tubo B, agitando bem. Em seguida, cada 0,5 ml de sémen do tubo B foi transferido para 3 tinas. De igual modo, no tubo C, verteu-se 9,5 ml de meio de diluição, dos quais se retirou 0,5 ml como controlo para uma placa de Petri e, aos restantes 9 ml de meio de diluição, adicionou-se 1 ml de sémen diluído do tubo B para diluir o sémen a 1:1000 no tubo C e agitou-se bem. Em seguida, transferiu-se novamente do tubo C cada 0,5 ml de sémen para 3 tinas. A cada pétala foram adicionados cerca de 15 ml de ágar de contagem (anexo II b) e arrefeceu-se a 45^0 C. Misturou-se bem por agitação circular e deixou-se solidificar numa superfície plana. A superfície do meio inoculado e arrefecido foi então coberta com 4 ml de ágar branco ou simples (anexo -II c) arrefecido a 45^0 C para evitar a invasão do meio de cultura por certas bactérias saprófitas.

3.5.7Incubação:

As placas foram então incubadas durante 72 horas a 37^0 C.

3.5.8Contagem e cálculo:

Após 72 horas de incubação a 37^0 C, as colónias formadas foram contadas de acordo com o procedimento padrão (tal como especificado na atual norma internacional ISO 4833). Os petrídeos com as diluições de 1:100 ou 1:1000 tinham 30-300 CFU seriam considerados apenas para efeitos de contagem.

3.5.9Expressão dos resultados:

O número de unidades formadoras de colónias contadas foi registado. Multiplicando este valor pelo fator de diluição, os resultados são expressos como o número de microrganismos ou unidades formadoras de colónias (UFC)/ml de sémen.

3.6 Separação do plasma seminal do sémen:

O sémen colhido (vol. 0,5 ml) foi adicionado a 2,5 ml de tampão de amostra, ou seja, tampão fosfato salino (PBS), pH-6,95 a 30,2^0 C. Em seguida, foi centrifugado a 2000 r.p.m durante 20 minutos a 4^0 C, de acordo com a recomendação de Kulkarni *et al.* (1998). O sobrenadante (plasma seminal) foi separado e armazenado numa alíquota a - 20^0 C.

3.7 Lavagem de espermatozóides:

Após a separação do plasma seminal, o sedimento foi ressuspenso em PBS de igual volume (2,5 ml), centrifugado a 2000 rpm durante 20 minutos e decantado. O sedimento foi novamente ressuspendido em PBS e centrifugado como acima descrito. Isto foi repetido por 2-3 vezes e os espermatozóides lavados foram armazenados a -20^0 C para trabalho posterior. O procedimento adotado foi de acordo com o relatório de Kulkerni *et al.* (1997).

3.8 Sonicação de espermatozóides para separar as proteínas citosólicas:

Os espermatozóides lavados foram então sonicados para obter as proteínas citosólicas seguindo o método de Joardar (1999) e Kaul *et al.* (2000) usando o instrumento Ultrasonicator (B. Braun Labsonic U de B. Braun Biotech International). Os espermatozóides lavados foram suspensos em PBS contendo 25mM PMSF (Phenyl Methyl Sulfonyl Floride, um agente anti-protease) e ultra-sons a 50W durante 30 minutos com 30 ciclos de 30 segundos e repetidos a cada 30 segundos. Em seguida, foi observado ao microscópio para verificar se todos os espermatozóides foram submetidos a ultra-sons. Os materiais sonicados foram centrifugados a 2000 r.p.m. durante 10 minutos para separar o sobrenadante. Em seguida, foi filtrado com um filtro de membrana e armazenado a -20^0 C.

3.9 Tratamento com SDS e Mercaptoetanol para obter proteínas de superfície de esperma fracamente ligadas:

Após a separação do sobrenadante, o resíduo foi tratado para a obtenção das proteínas de superfície dos espermatozóides. O tratamento foi efectuado com 1% de mercaptoetanol e 2% de SDS na concentração final, de acordo com o método descrito por Gupta (1997) e Kaul (2000). Deixou-se em repouso durante 90 minutos. Em seguida, procedeu-se a uma centrifugação a 2000 r.p.m. durante 10 minutos. O sobrenadante foi separado e dialisado utilizando um saco de diálise.

3.10Diálise das amostras para obtenção dos protídeos solúveis:

O saco de diálise foi inicialmente ativado por ebulição em água destilada durante 2-3 minutos. Uma extremidade do saco foi fechada ou selada por atadura com um fio. Em seguida, a amostra foi vertida no saco para diálise. A outra extremidade também foi fechada de forma semelhante. Em seguida, o saco foi pendurado pela parte superior num copo com água destilada e colocado sobre um agitador magnético durante 4 horas. Isto foi feito para remover todas as impurezas, exceto as proteínas solúveis, que permaneciam no saco. Isto resultou num influxo de água no saco que diluiu as proteínas. Para concentrar as proteínas, o saco foi mantido numa placa de Petri e coberto com sacarose durante 1-2 horas, consoante a diluição. O teor de proteínas foi estimado pelo método de Lowry e armazenado a -20^0 C.

3.11Estimativa das proteínas totais de cada uma das fontes de proteínas acima referidas pelo método de estimativa de proteínas de Lowry:

A concentração de proteínas foi estimada de acordo com o método de Lowry *et.al.* (1951).

3.11.1 Procedimento:

i) 100 mcl de cada uma das soluções de branco (anexo III b), BSA (anexo III c) e amostras foram colocados em tubos de ensaio separados.

ii) Adicionou-se 3 ml do reagente A de Lowry (anexo III a) a cada um dos tubos de ensaio.

iii) Em seguida, misturou-se bem e manteve-se durante 10 minutos em incubação a 37^0 C.

iv) Adicionou-se a todos os tubos de ensaio 0,3 ml do reagente de Folin e Ciocalteu para fenóis diluído (anexo III d).

v) Em seguida, agitou-se bem e manteve-se sem perturbações durante 30 minutos de incubação.

vi) A leitura foi então efectuada a 750 nm no espetrofotómetro.

3.11.2 Observação:

Concentration of proteins in the sample in mg/ml. = (Optical density of sample) / (Optical density of BSA) X Concentration of BSA solution

$$\text{Concentration of proteins in the sample in mg/ml.} = \frac{\text{(Optical density of sample)}}{\text{(Optical density of BSA)}} \times \text{Concentration of BSA solution}$$

3.12Análise dos perfis polipeptídicos das fontes de proteínas acima referidas pelo método SDS-PAGE:

A eletroforese em gel de poliacrilamida com dodecil sulfato de sódio (SDS-PAGE) das fontes de proteínas supramencionadas das amostras de sémen de carneiros e corços foi efectuada num instrumento de eletroforese em gel de placas verticais com Power Pack (Genei, Bangalore, Índia) em condições experimentais idênticas, de acordo com o método descrito por Laemmli (1970), em condições desnaturantes e redutoras, utilizando um gel de placas de poliacrilamida a 12,5% com dimensões de 15 x 17 cm.

3.12.1 Princípio:

Na eletroforese, a migração das proteínas depende da carga, do tamanho e da forma das moléculas. No entanto, na presença de SDS (dodecil sulfato de sódio), as proteínas ligam-se ao SDS, tornando-se negativamente carregadas com uma relação carga/peso semelhante. Assim, quando as proteínas revestidas com SDS são colocadas num campo elétrico, a sua separação dependerá apenas do seu tamanho e forma. Variando a concentração do gel de poliacrilamida, utilizado como meio para a separação electroforética, podem ser obtidas diferentes gamas de resolução de peso molecular. Após um aquecimento a 100^0 C na presença de agentes redutores e SDS, as proteínas desdobram-se e ligam-se ao SDS. A forte carga negativa das proteínas significa, portanto, que a sua mobilidade electroforética é inversamente proporcional ao logaritmo do seu peso molecular.

3.12.2 Procedimento de fabrico dos géis:

i) As placas de vidro foram limpas com água e detergente. Foram enxaguadas primeiro em água da torneira e depois em água destilada. Em seguida, foram secas e batidas com metanol ou etanol para remover qualquer gordura ou sujidade remanescente.

ii) A placa foi colocada com os espaçadores e fixada com grampos. O fundo e os dois lados foram selados com ágar a 1%.

iii) A mistura de gel de corrida (anexo IV-a) foi preparada e lentamente vertida no espaço entre as duas placas de vidro até ao ponto marcado, ou seja, a cerca de um centímetro do topo das placas.

iv) Esta foi suavemente revestida com n-butanol (200 mcl da direita e 200 mcl da esquerda).

v) O gel foi deixado sem perturbações até polimerizar.

vi) O butanol derramado no topo foi removido inclinando as placas. Em seguida, enxaguou-se com água e toda a água foi removida por agitação das placas.

vii) Em seguida, foi lavado com um pouco de mistura de gel de empilhamento (antes de adicionar TEMED e APS) e removido por inclinação.

viii) Em seguida, o TEMED e o APS foram adicionados ao resto da mistura de gel de empilhamento (anexo IV-b), bem misturados e vertidos sobre o gel polimerizado.

ix) O pente foi então inserido no gel de empilhamento e mantido sem perturbações para permitir a polimerização.

x) Depois de o gel ter polimerizado, as pinças foram retiradas. O conjunto de gel foi então lavado com água destilada e o gel ficou pronto a ser utilizado.

3.12.3 Carregamento de proteínas:

i) O gel foi fixado no aparelho de SDS-PAGE.

ii) Verteu-se tampão de elétrodo (anexo V-g) no aparelho para completar o circuito elétrico.

iii) Amostras e tampão de amostras (anexo V-f) adicionados numa proporção de 1:1 e aquecidos a 100^0 C durante 10 minutos num copo contendo água.

iv) Foram carregadas cerca de 120 mcl (ou seja, cerca de 200 - 300mcg / mcl) de proteínas em cada pista.

v) O marcador de peso molecular também foi efectuado em paralelo.

vi) O aparelho foi ligado a uma fonte de alimentação. A corrente foi fixada em 20 mA com uma tensão de cerca de 110-130 V.

vii) As proteínas foram colocadas a funcionar durante 8 horas.

viii) Após a conclusão da corrida, o gel foi cuidadosamente removido após a desmontagem das placas de vidro e o gel foi colocado em NSS em tabuleiros de vidro.

ix) O gel foi então mantido na solução de coloração (anexo V-h) durante 8 horas

x) O gel foi então lavado com uma solução de descoloração (anexo V-i) durante 3-4 vezes

e finalmente lavado com água destilada.

xi) Em seguida, o gel foi armazenado em água destilada contendo 1 % de ácido acético a 4^0 C.

RESULTADOS E DISCUSSÃO

4.1 Avaliação do sémen de um carneiro Garole e de um macho Black Bengal:

O objetivo era avaliar as diferentes caraterísticas físicas à temperatura ambiente. As observações registadas foram as seguintes

4.1.1Volume:

Variou de 0,2- 0,5 ml e 0,1- 0,2 ml da graduação fornecida no tubo de recolha em carneiros e machos, respetivamente, com uma média de 0,452 + 0,025 ml/ejaculado em carneiros e 0,152 + 0,0125 ml/ejaculado em machos. Variações semelhantes foram também registadas por George (2002) em Garole e por Shamsuddin *et al.* (2000) em patos de Bengala Negra.

4.1.2Cor e consistência:

Era quase branco leitoso a branco cremoso e a consistência era moderadamente espessa a espessa em ambas as espécies. Era semelhante aos registos relatados por George (2002).

4.1.3pH:

A média foi de 6,5 - 7,0 e 6,3 - 6,6 em diferentes colecções de carneiros e machos, respetivamente, com uma média de 6,82 + 0,02 em carneiros e 6,57 + 0,01 em machos. O resultado pode ser corroborado por estudos anteriores de Ibrahim (1997) e George (2002) em Garole e de Shamsuddin et al. (2000) em corços de Bengala Negra.

4.1.4Atividade em massa:

A média foi de 4,9 + 0,113 (escala 0 - 5) nos carneiros e 4,1 + 0,12 (escala 0 - 5) nos machos. Os dados atualmente obtidos são semelhantes aos resultados de Joshi *et al.* (1999) e George (2002), mas ligeiramente superiores quando comparados com os de Ibrahim (1997) nos carneiros Garole e nos corços Black Bengal os resultados são semelhantes aos de Shamsuddin *et al.* (2000).

4.1.5Concentração:

Variou de 2500 - 5640 x10^6 e 3987 - 5321 x 10^6 por ml de sémen em carneiros e machos, respetivamente, com uma média de 3890 + 132,62 x 10^6 em carneiros e

4389 + 145,20 em dólares por ml de sémen. Foi semelhante aos registos de Ibrahim (1997). Um maior volume por ejaculado é atribuído a uma menor concentração de espermatozóides (Suther et al., 1999).

As observações de Yadav e Sattar (2001) em carneiros cruzados e de George (2002) em carneiros Garole e de Shamsuddin et al. (2000) em patos de Black Bengal apoiaram os presentes resultados.

4.2 Exames bacteriológicos:

A principal fonte de bactérias presentes no sémen de animais saudáveis parece ser o prepúcio e o seu conteúdo utilizado para se misturar com o sémen durante a ejaculação (Hare, 1985). Outras fontes de contaminação incluíam focos inflamatórios no trato genital, a pele dos animais, durante a colheita do sémen e o processamento do equipamento, os tratadores dos animais, o pessoal do laboratório e os extensores de sémen (Kendrick *et al.*, 1975; Reik *et al.*, 1980). Os relatórios sobre a carga bacteriana do sémen de pato eram escassos (Naidu *et al.*, 1991; Sharma e Deka, 1986), mas havia muita informação disponível sobre o sémen de bovino (Meyer et al., 1980; Ibrahim, 1983).

Todas as placas foram contáveis dentro do intervalo e a contagem, em média, foi de 8,9 + 1,5 UFC; 2,6 + 1,2 UFC e 7,4 + 1,4 UFC; 1,2 + 0,4 UFC em diluições de 10^{-2} e 10^{-} 3 em carneiros e corços, respetivamente (Quadro 1). As contagens foram negligenciáveis, pois considera-se que menos de 30 UFC estão abaixo dos limites aceitáveis (de acordo com a O.I.E.).

4.3 Resultados das proteínas totais obtidos pelo método de estimativa de proteínas de Lowry:

As proteínas estimadas no plasma seminal, no citosol do esperma e na membrana do esperma variaram entre 20,35 - 36,8 mg/ml, 12,5 - 27,9 mg/ml e 8,9 -13,5 mg/ml, respetivamente, com uma média de 31,653 + 1,7 mg/ml, 23,89 + 5,07 mg/ml e 11,214 + 0.75 mg/ml, respetivamente, nos carneiros e nos patos variou entre 10,4 - 27,14 mg/ml, 8,3 -17,3 mg/ml e 8,75 - 11 mg/ml, respetivamente, com uma média de 17,18 + 2,6 mg/ml, 12,2 + 2,6 mg/ml e 9,3 + 0,65 mg/ml, respetivamente (quadro 2).

O conteúdo de proteína no plasma seminal foi relatado como sendo 11.5grms/ 100ml de sémen de touros bovinos (Salisbury, 1953). Kulkarni *et al.* (1997) também relataram 1-7 mg/ml de proteínas nos espermatozóides de touros bovinos.

***Table 1: Carga bacteriana total comparativa no sémen inteiro de carneiros e** bodes*

Espécies	Contagem bacteriana como CFU em	
	10^{-2}	10^{-3}
Carneiros Garole (n= 20)	8.9 + 1.5	2.6 + 1.2
Patos de Bengala preta (n= 20)	7.4 + 1.4	1.2 + 0.4

Os valores são expressos em Média + E.S., n = número de animais

Table 2: Concentrações comparativas de proteínas totais de diferentes fracções de sémen de carneiros e machos

Espécies	Proteínas do plasma seminal (mg/ml)	Proteínas citosólicas do esperma (mg/ml)	Proteínas da membrana do esperma (mg/ml)
Carneiros Garole (n= 20)	31.653 + 1.7	23.89 + 5.07	11.214 + 0.075
Patos de Bengala pretos (n= 20)	17.180 + 2.6	12.20 + 2.6	9.300 + 0.65

Os valores são expressos em Média + E.S. , n = número de animais

4.4 Análise dos perfis polipeptídicos das fontes de proteínas acima referidas pelo método SDS-PAGE:

As figuras (4.1 - 4.6) apresentam padrões representativos de SDS-PAGE das proteínas do plasma seminal, do citosol do esperma e da membrana do esperma de patos de Black Bengal e de carneiros Garole. Era evidente que os perfis polipeptídicos das diferentes fontes de proteínas apresentavam diferenças distintas nos padrões proteicos nas suas intensidades e pesos moleculares na análise SDS-PAGE em ambas as espécies.

No plasma seminal, foram observadas 22-26 e 20-25 bandas polipeptídicas de intensidades variáveis e pesos moleculares que variam entre 11-96 Kilodaltons e 11-80 Kilodaltons em carneiros e machos, respetivamente (Quadro -3, Fig. 4.1 e 4.2). Wolfe *et al.* (1993) registaram 25-30 bandas polipeptídicas no plasma seminal de touros e Kulkarni *et al.* (1998) registaram 17 bandas polipeptídicas de intensidades variáveis e pesos moleculares entre 96-11 Kilodaltons no plasma seminal de touros búfalos.

No presente estudo, foram observadas diferenças entre espécies nos padrões proteicos do plasma seminal. As proteínas de pesos moleculares viz.-96, 91, 84, 78, 74, 62,5, 36, 34, 27 e 21,5 Kilodaltons presentes nos carneiros Garole estavam ausentes nos veados Black Bengal. Por outro lado, as proteínas de pesos moleculares viz.-76, 72, 69, 57, 41, 39,3, 33,4, 31 e 26,3 KDaltons presentes nos carneiros de Bengala Negra estavam ausentes nos carneiros de Garole. Para além disso, as proteínas com pesos moleculares de -53, 48, 45, 29,5, 27,5, 19, 17, 16, 13 e 11 Kilodaltons eram comuns em ambas as espécies.

Destas, as principais proteínas viz.-96, 76, 74,62, 55, 53, 48, 45, 39,3, 36, 29, 27,5, 17, 16, 13 e 11 KDaltons podem desempenhar um papel importante na reprodução. A maioria das proteínas viz.- 96, 76, 74, 53, 45, 30, 16, e11 KDaltons estavam presentes em ambas as espécies, poderiam ser semelhantes às identificadas e foram relatadas como responsáveis pela maturação, motilidade para a frente, capacitação de esperma e reação acrosomal (Kulkarni, 2003). Manjunath *et al.* (1994) e Desnoyers *et al.* (1994) relataram que as principais proteínas do plasma seminal do touro de pesos moleculares 15, 16.5, 30 Kilodaltons se ligaram aos espermatozóides na ejaculação, sugerindo a prevalência de sítios de ligação dessas proteínas nos espermatozóides. Estes locais de ligação de proteínas foram considerados como Colina e Fosfolípidos (Desnoyers e Manjunath, 1993). Eles também postularam que a interação específica entre as principais proteínas do plasma seminal e os espermatozóides em touros bovinos poderia desempenhar um papel fisiológico importante na modificação da membrana dos espermatozóides, que ocorre durante a capacitação. Tilburg *et al.* (2002) relataram que as proteínas do espermatozoide ovino e do plasma seminal com peso molecular de 25 Kilodaltons são específicas do macho. Além disso, três proteínas com cerca de 25 Kilodaltons que apresentavam diferentes hidrofobicidades e com períodos de retenção de 39'1", 41'611" e 42'8", quando inoculadas separadamente, observou-se que apenas o soro da proteína com período de retenção de 39'1" reagiu contra uma proteína original do tecido de ovinos machos e não de ovinos fêmeas.

No citosol do esperma, 23 - 26 e 22 - 25 bandas polipeptídicas de intensidades variadas e pesos moleculares variando de 11-94 Kilodaltons e 11-90 Kilodaltons foram observados em carneiros e bodes respetivamente no presente estudo (Tabela - 4, Fig. 4.3 e 4.4). Mittal *et al.* (1965) relataram pelo menos 20 proteínas antigénicas no sémen de touro, algumas das quais eram indubitavelmente específicas do esperma. Novamente Wolfe *et al.* (1993) relataram 15 - 30 bandas polipeptídicas no esperma de touros bovinos. 21 e 23 bandas de proteínas de intensidades variadas e pesos moleculares variando de >100 - 13 Kilodaltons foram observadas em espermatozóides de búfalo e gado respetivamente como relatado por Kulkarni *et al.* (1997). Novamente Kulkarni *et al.* (1998) observaram 12, 11, 23 bandas de polipeptídeos de intensidades variadas e pesos moleculares variando de 11-94 Kilodaltons em esperma inteiro de cauda epididimária, vaso de deferência e espermatozóides ejaculados respetivamente.

Houve novamente diferenças entre as espécies nos padrões de proteínas do esperma. Proteínas de pesos moleculares viz.-94, 86, 78, 72, 66, 68, 53, 37, 34, 27, 22.5, 21, 19.5, 18.5, 16 e 14 Kilodaltons encontradas presentes em carneiros Garole estavam ausentes em patos Black Bengal. As proteínas de pesos moleculares viz.-90, 84, 76, 70, 64, 56, 51, 48, 39, 28,5, 26, 20,5, 20, 16,5 e 13,5 quilodaltons presentes nos patos de Bengala Negra estavam ausentes nos carneiros de Garole. No entanto, as proteínas com pesos moleculares de 46, 42, 35, 31, 24, 22 e 17,5 quilodaltons eram comuns em ambas as espécies em estudo.

Destas, as principais proteínas viz.-78, 76, 46, 42, 39, 37, 31, 24, 17.5, 16, 14 e 13.5

Kilodaltons podem desempenhar um papel importante na reprodução. A maior parte das proteínas - 46, 35, 31, 24 e 17,5 Kilodaltons - está presente em ambas as espécies. Kulkarni *et al.* (1997) relataram bandas polipeptídicas viz. 84, 76, 70, 42, 39, 31, 24, 17,5, 16,14 e 13,5 Kilodaltons mostraram altas intensidades com a coloração azul Coomssie R 250, onde a maioria das proteínas estava presente em baixa concentração ou não detetável em touros cruzados. Kulkarni *et al.* (1998) referiram ainda 30-32 Kilodaltons como as principais proteínas.

Também nas membranas dos espermatozóides, as bandas polipeptídicas eram semelhantes em ambas as espécies, sendo a maioria delas muito ténue e pouco detetável. O número de bandas polipeptídicas observadas variou de 19 - 23 e 17 - 21 e os pesos moleculares variaram entre 13 - 90 Kilodaltons e 15 - 88 Kilodaltons em carneiros e bodes respetivamente (Tabela-5, Fig. 4.5 e 4.6). Em espermatozóides de cabra 13-14 bandas abaixo de 50 Kilodaltons, 11-13 bandas entre 50 - 90 Kilodaltons e 1-3 bandas acima de 90 Kilodaltons foram observadas por Kaul, *et al.* (2000).

A maioria das bandas situava-se entre 66 - 97,4 e 20,3 - 29 Kilodaltons em Garole. Este padrão também foi observado nos patos de Bengala Negra. As principais bandas observadas foram as de 90, 58, 53, 44, 41, 33, 24, 21, 20,3 e 14,8 quilodaltons, comuns em ambas as espécies. Esbenshade *et al.* (1980) relataram que as principais proteínas na membrana plasmática de espermatozóides suínos têm um peso molecular de 14.000 Daltons, e foram expostas na superfície dos espermatozóides. Esta proteína foi libertada dos espermatozóides durante a capacitação no útero, aumentando assim a acessibilidade de outras proteínas da membrana à superfície. Estas bandas principais podem ser vitais para o desenvolvimento de anticorpos. Peknicova, *et al.* (2001) relataram que anticorpos monoclonais ACR.2 contra acrosina de javali (55, 53, 45 e 38 KDa), e Hs-8 contra proteína intra-acrosomal de javali (230, 110, 88, 60, 48 KDa) na ligação espermatozoide de javali - oócito porcino resultou na redução da ligação secundária espermatozoide-zona pelúcida.

Table 3: Caracterização das proteínas do plasma seminal de carneiros da raça Garole e de patos da raça Black Bengal detectáveis por SDS-PAGE

Peso molecular [KDa]	Carneiros Garole	Patos de Bengala pretos
>96	+	-
91	+	-
84	+	-
78	+	-
76	-	+
74	++	-
72	-	+
69	-	+
62	+	-
57	-	+
55	++	-
53	+++	+++
48	+++	+++
45	+++	+++
43	+++	+++
41	-	+
39.3	-	+
38.4	+	+
31	-	+
29.5	+	+
27.5	+	+
26.3	-	+
21.5	+	-
20.4	-	+
19	+	-
17	+	+
16.5	+	-
16	+	+
13	+	+
<11	+	+

+ indica a intensidade da coloração com azul de Coomassie R 250

- indica a ausência de bandas

Table 4: Caracterização das proteínas citosólicas dos espermatozóides de carneiros da raça Garole e de patos da raça Black Bengal detectáveis por SDS-PAGE

Peso molecular [KDa]	Carneiros Garole	Patos de Bengala pretos
94	+	-
90	-	+
86	+	-
84	-	++
78	+	-
76	-	++
72	+	
70	-	++
66	+	-
64	-	+
60	+	-
56	-	+
53	+	-
51	-	+
48	-	+
46	+	+
44	-	+
42	+++	-
39	-	+++
37	++	-
35	++	++
34	+	-
31	++	++
28.5	-	+
27	+	-
26	-	+
24	++	++
22.5	+	-
22	+	+
21	+	-
20.5	-	+
20	-	+
19.5	+	-

18.5	+	-
17.5	++	++
16.5	-	+
16	++++	-
14	+++	-
13.5	-	+++

+ indica a intensidade da coloração com azul de Coomassie R 250 - indica ausência de bandas

Quadro 5: Caracterização das proteínas da membrana espermática de carneiros da raça Garole e de patos da raça Black Bengal detectáveis por SDS-PAGE

Peso molecular [KDa]	Carneiros Garole	Patos de Bengala pretos
90	+	-
88	-	+
86	+	-
79	+	+
74	+	+
68	+	-
66	-	+
58	++	++
55	+	+
53	++	++
44	+++	+++
41	++	++
33	+	+
31	-	+
29.5	++	++
28	+	+
27	-	+
26	+	+
25	+	+
24.7	+	-
24	++	++
23.4	+	+
22.6	+	+
21	++	++

20.3	++	++
17	-	+
16	+	-
15	+	+
14.8	+++	+++

+ indica a intensidade da coloração com azul de Coomassie R 250 - indica a ausência de bandas

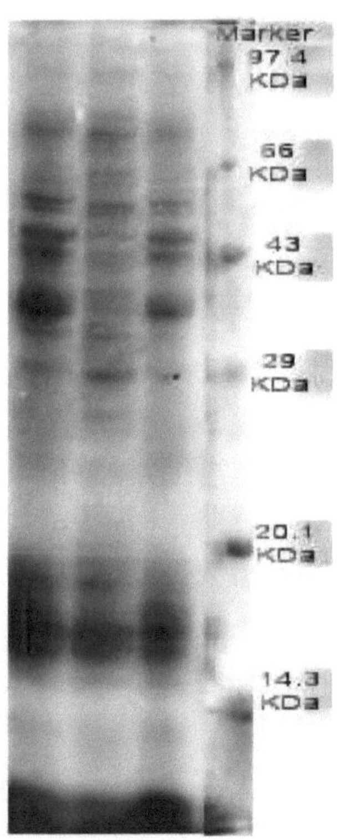

Fig. 4.1- SDS-PAGE do plasma seminal de carneiros da raça Garole

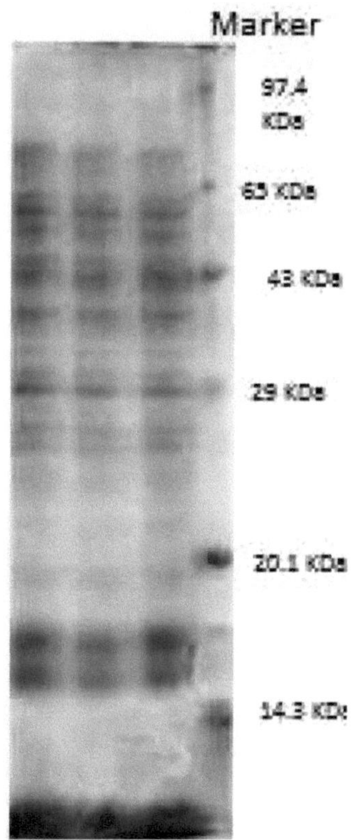

Fig. 4.2- SDS-PAGE do plasma seminal de patos de Black Bengal

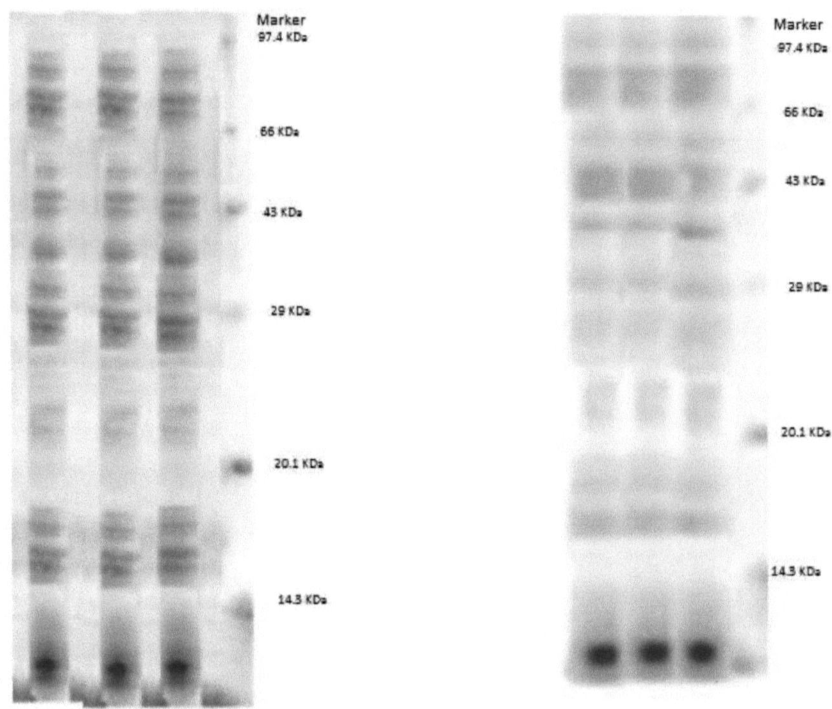

Fig. 4.3- SDS-PAGE da proteína citosólica do esperma de carneiros Garole

Fig. 4.4- SDS-PAGE da proteína citosólica do esperma de patos de Bengala Negra

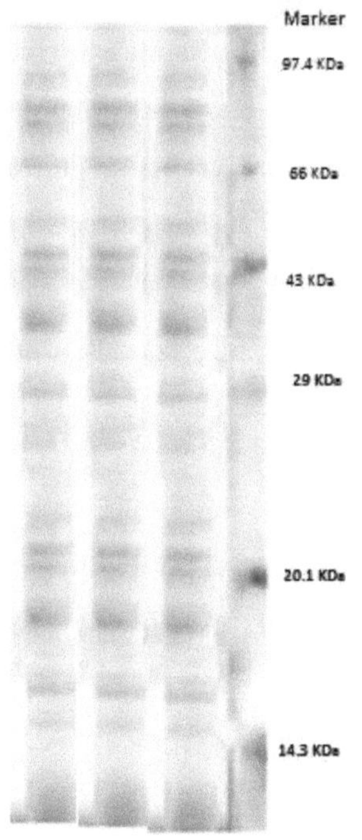

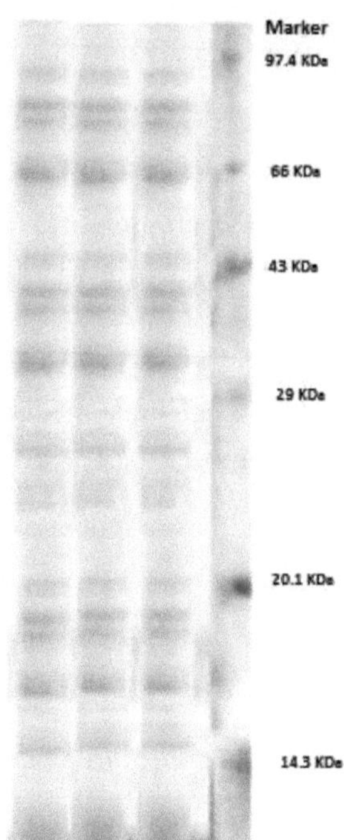

Fig. 4.5- SDS-PAGE da proteína da membrana do esperma de carneiros Garole

Fig. 4.6- SDS-PAGE da proteína da membrana do esperma de patos de Black Bengal

Com o avanço da ciência e da tecnologia, a fertilidade pode ser interrompida através da utilização de uma vacina antifertilidade imunogénica que pode substituir os métodos convencionais de controlo da fertilidade, como a esterilização cirúrgica ou os esteróides contraceptivos, para controlar a população de cães vadios, de seres humanos e também o acasalamento indiscriminado de animais de criação à beira da estrada, que dá origem a uma descendência com uma composição genética deficiente.

Tendo em conta os factos acima referidos, foi realizada uma investigação para comparar os perfis polipeptídicos de diferentes intensidades e pesos moleculares de carneiros Garole e de patos Black Bengal de diferentes fracções do sémen, ou seja, plasma seminal, citosol do esperma e membrana do esperma.

Para o estudo, foram colhidas amostras de sémen em AV de 20 carneiros e machos selecionados, identificados e treinados, criados para o efeito segundo práticas de maneio uniformes. Para uma colheita eficaz de sémen de carneiros Garole e de machos Black Bengal, os AV foram concebidos de forma autóctone, com especificações de 6,8 polegadas de comprimento e 1,5 polegadas de diâmetro. Foram utilizados preservativos para preparar o revestimento interno e o cone. Imediatamente após a colheita, as amostras de sémen foram submetidas a um exame dos caracteres físicos.

Observou-se que o volume de sémen variou entre 0,2 - 0,5 ml e 0,1 - 0,2 ml por ejaculação, com uma média de 0,452 + 0,025 ml/ejaculação e 0,152 + 0,0125 ml/ejaculação em carneiros e machos, respetivamente. O pH, a concentração e a atividade da massa situaram-se entre 6,5 - 7,0, com uma média de 6,82 + 0,02 nos carneiros e 6,3 - 6,6, com uma média de 6,57 + 0,01 nos machos; 2510 -5640 x 10^6 por ml de sémen, com uma média de 3 8 90 + 132.62 1 0^6 por ml de sémen em carneiros e 3987-5321 x 10^6 por ml de sémen, com uma média de 4389 + 145,20 por ml de sémen em machos e entre 3 - 5, com uma média de 4,3 + 0,113 (escala de 0-5) em carneiros e 3,8 - 4,3 com uma média de 4,1 + 0,12 (escala de 0 - 5) em machos, respetivamente.

Após o exame dos caracteres físicos, as amostras de sémen foram transportadas para o laboratório para um exame mais aprofundado. No laboratório, a carga bacteriana foi estimada. Todas as placas foram contáveis dentro do intervalo e a contagem, em média, foi de 8,9 + 1,5 UFC; 2,6 + 1,2 UFC e 7,4 + 1,4 UFC; 1,2 + 0,4 UFC em diluições de $10^{'2}$ e $10^{'3}$ em carneiros e bodes, respetivamente. As contagens foram insignificantes, inferiores a 30 UFC, e foram consideradas muito abaixo dos limites aceitáveis (de acordo com a O.I.E.).

As amostras de sémen foram então diluídas com igual volume de PBS e o plasma seminal foi separado por centrifugação a frio a 2000 rpm durante 20 minutos e armazenado a -20^0 C para exames posteriores. O sedimento foi então lavado por 3-4 vezes com igual volume de PBS. Os espermatozóides lavados foram então ressuspensos em PBS e sonicados após a adição de 25 mM PMSF na diluição final a 50W durante 30 minutos com 30 ciclos repetidos a cada 30 segundos em B. Braun Labsonic U ultrasonicator. Os espermatozóides sonicados foram novamente centrifugados a 2000 r.p.m. durante 10 minutos e o sobrenadante contendo o citosol do esperma foi separado e armazenado a -20^0 C para estudos posteriores. Os sedimentos foram então tratados com 2% de SDS e 1% de mecaptoetanol durante 1,5 horas e centrifugados a 2000 rpm durante 10 minutos para separar as proteínas de membrana soltas. De seguida, as proteínas totais foram estimadas pelo método de Lowry.

As proteínas estimadas no plasma seminal, no citosol do esperma e na membrana do esperma variaram entre 20,35 - 36,8 mg/ml, 12,5 - 27,9 mg/ml e 8,9 -13,5 mg/ml, respetivamente, com uma média de 31,653 + 1,7 mg/ml, 23,89 + 5,07 mg/ml e 11,214 + 0.75 mg/ml, respetivamente, nos carneiros, ao passo que nos corços variou entre 10,4 - 27,14 mg/ml, 8,3 - 17,3 mg/ml e 8,75 - 11 mg/ml, respetivamente, com uma média de 17,18 + 2,6 mg/ml, 12,2 + 2,6 mg/ml e 9,3 + 0,65 mg/ml, respetivamente.

O SDS-PAGE de cada plasma seminal, citosol de esperma e membrana de esperma tinha cerca de 20-25 bandas polipeptídicas. Destas, as principais bandas eram as seguintes: 96, 76, 74,62, 55, 53, 48, 45, 39,3, 36, 29, 27,5, 17, 16, 13 e 11 Kilodaltons no plasma seminal, bandas polipeptídicas viz.-78, 76, 46, 42, 39, 37, 31, 24, 17.5, 16, 14 e 13.5 Kilodaltons no citosol do esperma e as bandas polipeptídicas na membrana do esperma observadas foram 90, 58, 53, 44, 41, 33, 24, 21, 20.3, 14.8, podem desempenhar um papel importante na reprodução, ou seja, tanto na maturação dos espermatozóides como no processo de fertilização e a interferência destes pode resultar em infertilidade. Para além disso, as bandas (proteínas) que eram comuns em ambas as espécies no citosol do esperma e na membrana do esperma podem ser utilizadas para a produção de vacinas anti-fertilidade interespécies.

CONCLUSÃO

Com base nas investigações acima referidas, pode concluir-se que a maioria das proteínas das diferentes fracções do sémen pode ser antigénica, sendo que as principais proteínas se situam em torno dos 96-90, 76, 48-44, 26-24 e 14,5-13 quilodaltons no plasma seminal, no citosol do esperma e na membrana do esperma e podem estar envolvidas no processo reprodutivo. Também existem bandas polipeptídicas, que são comuns nas duas espécies. Assim, presume-se que podem existir algumas bandas polipeptídicas que também são comuns noutras espécies. Estas bandas polipeptídicas, que são comuns na maioria das espécies, podem ser utilizadas para identificar e isolar para preparar uma vacina antifertilidade de uma espécie, que pode ser utilizada para outras espécies também para contraceção e controlo da população.

ÂMBITO FUTURO DA INVESTIGAÇÃO

O problema candente da explosão populacional ou do aumento do número de cães vadios ou do nascimento de descendentes com fraco potencial genético devido ao acasalamento indiscriminado à beira da estrada dos nossos animais de criação e também do elevado crescimento da população humana levou o imunologista reprodutivo a empreender muita investigação para ultrapassar o problema. Os métodos convencionais de controlo da fertilidade, como a esterilização por método cirúrgico ou a utilização de esteróides contraceptivos para controlar a população de animais domésticos e selvagens, falharam devido aos seus efeitos secundários indesejáveis e também à natureza errante das fêmeas, especialmente das cadelas, durante os períodos de estro. Assim, o desenvolvimento de uma vacina imunocontraceptiva que utilize antigénios específicos do sistema reprodutor poderia ser utilizado para desenvolver uma vacina antifertilidade segura, na qual muitos cientistas estão a trabalhar nos últimos dias, o que pode provocar uma revolução na ciência da reprodução.

Por conseguinte, o objetivo futuro reside em:

a) Identificar as proteínas altamente antigénicas por "western blotting" e, em seguida, isolá-las ou separá-las para criar soros hiper-imunes, que, quando administrados, podem levar a uma infertilidade temporária, sendo que os possíveis alvos destas vacinas dependerão de

1) bloquear *a fertilização ou o desenvolvimento embrionário precoce* nas fêmeas ou

ii) bloquear *qualquer fase da espermatogénese* e *do* processo *de maturação dos espermatozóides* nos machos, conduzindo à imuno contraceptividade.

b) Caracterização destas proteínas para conhecer a sua natureza e identificar se a proteína (antigénio) está presente em qualquer outra célula do corpo e tem um papel vital para a existência da vida, que se for prejudicada pode levar a várias outras anomalias. Assim, é importante identificar uma proteína que seja específica do esperma e cuja administração não provoque qualquer efeito nocivo.

c) A *via de administração e* a avaliação da sua *segurança* carecem de mais investigação.

d) A eficácia, a ação duradoura e a reversibilidade da fertilidade após a administração da vacina é, mais uma vez, uma área importante que necessita de mais estudos.

e) A produção comercial de uma vacina anti-fertilidade barata só pode, em última análise, tornar a investigação um êxito.

Espera-se que o estudo pormenorizado dos pontos acima referidos possa, no futuro, dar-nos uma resposta a estes problemas sob a forma de uma vacina imuno-contraceptiva que seja segura de utilizar, tenha uma ação duradoura, seja eficaz, barata e reversível.

ANEXO

I) Fórmula de conversão de 'g' em rpm

A fórmula da Força Centrífuga Relativa (valor g) = (11,18) x (r) x (n x n) x (10^{-6}) r.p.m. Onde: r = Raio centrífugo em cm (distância entre o centro de rotação e o centro da amostra); e n = rotações por minuto

II) Composição dos meios necessários para a contagem de bactérias:

a) Meios de diluição

Esta é composta por água peptonada tamponada, com a seguinte composição

i) Peptona10 .0 grms

ii) NaCl85 ,5 mM5 , 0grms

iii) $NaHPO_4.12H_2O$25 .1 mM9 . 0grms

iv) $KHPO_4$ 11,0 mM1 , 5grms

v) Água destilada até 1000 ml

pH-7,0 + 0,2 a 25^0 C

b) Ágar para contagem

O ágar de soja tríptico é preparado da seguinte forma:

i) Bacto triptona15 .0grms

(digestão pancreática da caseína)

ii) Bacto Soytone5 .0grms

(digestão papaica de farinha de soja)

iii) NaCl85 ,5 mM5 ,0grms

iv) Ágar Bacto15 .0grms

v) Glicose anidra5 ,6 mM1 ,0grms

vi) Água destilada até 1000ml

pH-7,0 + 0,2 a 25^0 C

Coloca-se em frascos de 30 ml e esteriliza-se em autoclave durante 20 minutos a 121^0 C. Depois arrefece-se a 45^0 C antes de utilizar.

Para utilização, são adicionados os seguintes produtos sob precauções estéreis:

i) 5 a 10 por cento de soro bovino estéril inactivado ($56/58^0$ C durante 30 minutos)

ii) Extrato de eritrócitos estéril a 5%

iii) 3 ml de solução de SPS (polianetol sulfato de sódio) a 5%

c) Ágar branco ou simples

Preparado a partir de 9-18gr de ágar-ágar (de acordo com a fonte), completar até 1000ml com água destilada.

III) Reagentes necessários:

a) *Reagente A de Lowry*

i) 2%Na2CO em (0,1) N NaOH- 4grms de NaOH dissolvidos em 1 litro de água destilada, a que se adicionam 20grms de Na2 CO.

ii) Solução de CuSO4 a 1% - 10grms de CuSO4 em 1 litro de água destilada.

iii) Solução de Na-K-Tartarato a 1% - 10grs de Na-K-Tartarato em 1 litro de água destilada.

Para preparar o reagente A de Lowry (LRA), as soluções-mãe acima referidas são adicionadas numa proporção de 50:1:1.

b) *Solução em branco*: solução salina tamponada com fosfato (PBS)/ solução salina normal (NSS)

c) *Albumina de soro bovino padrão (BSA):* BSA- 1mg dissolvido em 1 ml de água destilada.

d) *Reagente de fenol AR de Folin & Ciocalteu (2 normal):* Diluído na proporção de 1:1 com água destilada.

IV) Receita para a formação de gel:

a) *Tampão de gel de corrida para géis de 12,5% (X):*

i) Tampão de gel inferior1 . 25ml

ii) Solução-mãe de 30% de acrilamida, 8% de bis-acrilamida 2,08 ml

iii) Água destilada1 . 15ml

iv) Glicerol0 . 50ml

v) 10% Per sulfato de amónio (APS) 12,33 mcl

vi) TEMED (Tetra Metil Etileno Diamina) 1,67 mcl

b) *Tampão de gel de empilhamento para géis de 12,5% (X):*

i) Tampão de gel superior0 ,83 ml

ii) Solução-mãe de 30% de acrilamida, 8% de bis-acrilamida 0,43 ml

iii) Água destilada2 ,03 ml

iv) Solução de SDS a 10%0 ,03 ml

v) 10% Sulfato de amónio (APS) 16,16 mcl

vi) TEMED (Tetra Metil Etileno Diamina) 3,33 mcl

V) Soluções ou reagentes para SDS-PAGE:

a) Tampão superior do gel: este tampão é necessário para empilhar o gel de SDS-PAGE unidimensional:

i) SDS4g

ii) Tris60g

iii) Água destilada até 1 litro

pH ajustado a 6,8 com HCl 10N, armazenado a 4^0 C.

b) Tampão de gel inferior (4X): este tampão é necessário para a resolução de SDS-PAGE unidimensional:

i) SDS4g

ii) Tris182g

iii) Água destilada até 1 litro

pH ajustado a 8,8 com HCl 10N, armazenado a 4^0 C.

c) Solução SDS a 10%:

i) SDS1g

ii) Água destilada até 10 ml

d) 30% de acrilamida, 8% de solução de stock de bis-acrilamida:

Dissolvem-se 30 gramas de acrilamida e 0,8 gramas de bis-acrilamida em 100 ml de água destilada. Para fazer uma solução, as quantidades acima referidas são dissolvidas em 50 ml de água destilada. Uma vez dissolvidas, os volumes são ajustados para 100 ml. A solução é filtrada em papel de filtro Whatman (n.º 1) e armazenada a 4^0 C. Deve ter-se o cuidado de a proteger da luz.

e) 10% de per sulfato de amónio (APS): É necessário para o início da reação de formação de gel (isto é, polimerização de acrilamida e bisacrilamida).

i) Amónio por sulfato0 ,05g

ii) Água destilada0 ,50 ml

Armazena-se a 4^0 C até sete dias.

f) Tampão de amostra (2X):

i) Glicerol2 ,0 ml

ii) 10% SDS4 ,5 ml

iii) 2-Mercaptoetanol1 ,0 ml

iv) Tampão de gel superior1 ,7 ml

v) 0,1% Azul de bromofenol 0,2 ml

vi) Água destilada0 ,6 ml

Deve ser armazenado a 4 C^0

g) Tampão de eléctrodos / tampão de corrida (10X): é utilizado para a corrida de proteínas em gel SDS-PAGE.

i) Solução SDS a 10%10g

ii) Glicina144g

iii) Tris60g

iv) Água destilada até 1 litro

Dissolveram-se glicina e Tris em água destilada e adicionou-se SDS. Foi preparada uma solução de 1 litro e armazenada à temperatura ambiente.

h) Solução de coloração SDS-PAGE:

i) Coomasie azul0 ,25g

\ii) Metanol100 ml

iii) Ácido acético20ml

iv) Água destilada80 ml

A solução deve ser bem misturada e deve ser filtrada.

i) Solução de descoloração SDS-PAGE:

i) Metanol300ml

ii) Ácido acético70ml

iii) Água destilada1000 ml

BIBLIOGRAFIA

* Ahamed, Tariq e Mohanty, D.N. (1982) - Immuno in fertility in cows- an overview. Livestock advisor: julho, 1982, 37-42.

* Ardelt, F.(1934). Sperm resorption bei gesunden und genitalkranken Frauen. Arch. Gynaek.**156**: 357.

* Barker, L.D.S. and Amman, R.P. (1970) -Epididymal physiology. Especificidade dos anti-soros contra espermatozóides de touro e fluidos reprodutivos. Journal of Reproduction Fertility. **22:** 441-452.

Basu, S. (1988). Estudos sobre alguns métodos de diagnóstico serológico da infertilidade imunológica em vacas reprodutoras repetidas. Tese de mestrado apresentada ao Departamento de Ginecologia e Obstetrícia Veterinária, B.C.K.V. West Bengal.

* Behram, S.J. e Nakayama, M. (1965). Anticorpo anti-testículo: sua inibição da gravidez. Fertilidade e Esterilidade.**16**: 37.

* Bell, E.B. (1969a). Immunological control of fertility in the mouse. a comparison of systemic and intravaginal immunization. Journal of Reproduction Fertility. **18**: 183.

* Bell, E.B. (1969b). Formação de isoanticorpos contra espermatozóides de coelho e seu efeito na fertilidade. Journal of Reproduction Fertility. **20**: 519.

Bhanja, B. (1993). Estudo sobre o título de anticorpos induzido pelo antigénio acrossomal e o seu efeito em alguns constituintes hemato-bioquímicos de coelhos fêmeas. . Uma tese de mestrado apresentada ao Departamento de Ginecologia e Obstetrícia Veterinária, B.C.K.V. Bengala Ocidental, Departamento de Ginecologia e Obstetrícia Veterinária, B.C.K.V. Bengala Ocidental.

* Bratanov, K. e Dikov V. (1962). Aglutinação de esperma em relação à fertilidade em vacas. Citado no resumo de reprodução animal. **30** (965): 186.

* Bratanov, K. (1969). Antibodies in the reproductive process in female. Em Immunology & Reproduction, p.251, ed. Edwards R.G. International Planned Parenthood Federation, Londres. Edwards R.G. International Planned Parenthood Federation, Londres.

* Chakravorty, J.; Constantinov, A. e McCorquodale, M. (1985). Anticorpos monoclonais para antigénios de superfície do esperma de touro. Animal Reproductions Science. **9** (2): 101-109.

Desnoyers, L.; Therien, J. e Manjunath, P. (1994). Caracterização das principais proteínas do plasma seminal bovino por eletroforese bidimensional em gel de poliacrilamida. Molecular Reproduction and Develoement. **37**: 425-435.

* Edwards, R.G. (1963). Controlo imunológico da fertilidade em ratinhos fêmeas. Nature. **203**: 50.

Esbenshade, K.L.; Clegg, E.D. (1980). Proteínas de superfície de espermatozóides suínos ejaculados e espermatozóides incubados no útero.Biology-of-Reproduction. 1980, **23**: 3, 530-537; 28 ref. [citado de VETCD].

* Etribi, A.; Ibrahim, A.; Mahoud, K.; El-Haggar, S.; Hamada, T.; e El-Ahamadi, I. (1982). Anticorpos anti-esperma e infertilidade humana. Fertilidade e Esterilidade. **37** (2): 236-239.

* Fayemi, O.E. (1989). Estudos sobre a fertilidade do varrasco associada aos anticorpos do esperma. Dissertation Abstracts International. B. Ciência e Engenharia (1989), **50** (1): 986 [c.f. A.B.A. (1991), **59**(2):1211].

* Fayemi, O.E.; Joo, H.S. e Carbo, B.G. (1990). Efeito da imunização com esperma ou plasma seminal na qualidade dos espermatozóides em varrascos. Animal Reproduction Science (1990), 23(3): 242-252. [c.f.. A.B.A. (1991), **59** (4): 2657].

* Farahani, J.K.; Tomkins, W. e Wagner, W.C. (1981). Estado reprodutivo das vacas e incidência de anticorpos anti-esperma. Theriogenology. **15** (6): 605-612.

* Fonseca, C.W.; Matta, M.F.R.; Cruz, G.M.; Souza, G.V.; Fagundes, B.; Matta, C.G.F.; Souza, C.J.P.; Vianna, A.B.; Silva, J.F.S. (2002). Simposio reproducao animal: inovacoes cientificas e tecnologicas, Sao Paulo, Brasil, 27 e 28 de junho de 2002. Revista-Brasileira-de-Reproducao-Animal. 2002, **26**: 3, 191-194; 9 ref.

* Franklin, R. e Dukes, C.D. (1964). Anticorpo anti-espermatozoide e infertilidade inexplicada. American Journal of Obstetrical gynaecology.**89**: 6.

George, Z. (2002). Avaliação das caraterísticas do sémen de ovinos da raça Garole e da sua conservabilidade. Dissertação de Mestrado, apresentada ao Departamento de Ginecologia e Obstetrícia Veterinária, W.B.U.A.F.S.

* Gokeen, H.; Minbay, A.; Cekgul, E. e Caarii, T. (1986). Relação entre a presença de aglutininas anti-espermatozóides e infertilidade. Verteriner Fakultsi Dergini, Uludag University 1986-87), 5-7 (1-3),141 - 148. [c.f. A.B.A. (1990). **58** (2): 594].

Gupta, V.K. (1997). Caracterização imunológica dos antigénios *de Mycobacterium bovis*. Tese de doutoramento apresentada à Deemed University, I.V.R.I., Izatnagar (U.P.).

Gupta, V.K. (2001). Bacterial load in buck semen of different Indian breeds. Indian-Journal- of-Animal-Sciences. 2001, **71** (3): 256-27.

* Hamilton, M.S.& Vernon, R.B.(1987). Inibição da fertilização in-vitro por soros de esperma de rato e antimouse e identificação preliminar de antigénios. Gamate Research.**16** (4): 311-317.

* Hancock, R.J.T.; Popham, A.M.; Faruki, S.; e Dresser, D.W. (1985). O aumento do número de células secretoras de imunoglobulina nos gânglios linfáticos responde ao esperma e a outros estímulos: possível relação com a imunossupressão. Immunology. **55** (2): 233-239.

Hare, W.C.D. (1985). Transmissão de doenças pela técnica de transferência de sémen e de embriões. Série Técnica, Gabinete Internacional de Epizootias. No. 4 Paris, França. [forma citada

Harrison, R.A.P. (1976). Um método altamente eficiente para lavar espermatozóides de mamíferos. J. Reprod.

Fert. **48**: 347-353.

* Hathway, R.R. e Hartree, E.F. (1963). Observação sobre o acrossoma de mamíferos. Remoção experimental do acrossoma de espermatozóides de carneiro e touro. J. Reprod. Fertil. (1963), **5**: 225-232.

* Henle, W.; Henli, G.; e Chambres, L. (1938). Citado em "Antigens of spermatozoa and their environment" por O'Rand, M.G. de "Immunological aspects of Infertility and Fertility Regulation", ed. por Dhindsa, D.S. e Schumacher, G.F.B. vol.9, Elsevier/ North-Holland, 1980, pp.155.

* Holland, M.K.; Andrews, J.; Clarke, H.; Walton, C.; Hinds, L.A (1977). Seleção de antigénios para utilização numa vacina imunocontraceptiva com vetor viral: PH-20 como um estudo de caso. Reproduction Fertility- and- Development. 1997, **9**: 1, 117-124; 22 ref. [citado de VETCD].

Hunter, A.G. e Hafs, H.D. (1964). Antigenecidade e reação cruzada de espermatozóides bovinos.

J. Reprod. Fertil. (1964), **7**:357-365. [c.f. Vet. Bull. (1964), p.155.]

Ibrahim, M.A.R.; Abdel Rehman, H.; Toth, B.L.; e Abdin, M. (1983). Effect of season and bacterial contamination of semen quality, freezability and fertility of Hungarian Simmental artificial insemination bulls. Ata Veterinaria Hungarica **31**: 81-85.

Ibrahim, S.A. (1997). Variação sazonal da qualidade do sémen de carneiros locais e cruzados criados nos Emirados Árabes Unidos. Animal Reproductions Science. **49**: (2-3), 161-167.

Indervesh; Kataria, R.A.; Tiwari, A.K. (2000). Recent approaches in development of AntiFertility Vaccines (Abordagens recentes no desenvolvimento de vacinas anti-fertilidade). Indian Livestock, 2000. **1**: 26-28.

* Isojima, S.; Graham, R.M.; Graham, J.B. (1959). Esterilidade em cobaias fêmeas induzida por injeção com testículos. Science.**129**: 44.

* Isojima, S.; Tsuchiya, K.; Koyama, K,;Tanaka, C.; Naka, O. e Adachi,H. (1972). Estudos adicionais sobre anticorpos imobilizadores de esperma encontrados em soros de casos inexplicáveis de esterilidade em mulheres. Amer. J. Obstet. Gynae. **112**: 199.

* Jewgenow, K.; Rohleder, M.; Wegner, I. (2000). Differences between antigenic determinants of pig and cat zona pellucida proteins. Journal-of-Reproduction-and- Fertility. 2000, **119**: 1, 15-23; 40 ref. [citado de VETCD].

Joarder, S.N. (1999). Caracterização de células imunoefectoras e citocinas na tuberculose bovina. Tese de doutoramento apresentada à Deemed University, I.V.R.I., Izatnagar (U.P.).

* Jones, W.R. (1974). Citado por Ingerslev, H.I. e Ingerslev, M. em " Clinical Findings in infertile women with circulating antibodies against spermatozoa." Fertil. And Steril. (1980), **33**:5.

Joshi, A.; Bag, S. e Mittal, J.P. (1999a). Avaliação das caraterísticas do sémen de carneiros Garole. Inter. J. Anim. Sci. **14** (2); 277-279.

Joshi, A.; Bag, S. e Mittal, J.P. (1999b). Análise de esperma assistida por computador de sémen líquido de carneiro Garole recentemente diluído e armazenado. Ind. J. Anim. Sci. **69** (1): 19-20.

Katsh, S. (1959). Infertilidade em cobaias fêmeas induzida por injeção de esperma homólogo. Amer. J. Obstet. Gynae. **78**: 267.

Kaul, G.; Gandhi, K.K. Anand, S.R. Kumar, M. (2000). Mudanças nas proteínas de superfície em espermatozóides de cabra durante a capacitação. Ind.J. Expt. Biol. **38** (1): 18-25.

Kendrick, J.W.; Harlan, G.P.; Bushnell, R.B.; e Kronlund, N. (1975). Microbiological contamination of bovine semen (Contaminação microbiológica do sémen bovino). Theriogenology, **4**: 125-129.

* Kononov , V.P. (1973). Citado por Mehta, G.B. em "Immunological infertility and Torsio Uteri in Buffaloes" ed. por ISSAR, Gujarat Chapter, Tech. Bull. **2**:1986.

* Koyoma, D.; Hasegawa, A.; têm Isojima, S. (1984). Efeito do anticorpo anti-esperma no desenvolvimento in-vitro de embriões de rato. Gamet research (1984), **10** (2), 143-152 [c.f. A.B.A. (1985), **53** (2): 882].

Kulkarni, B.A.; Rupal, R.K.; Hegde, U.C. (1997). SDS-PAGE de proteínas de esperma de touros búfalos e bovinos. Indian-Journal-of-Animal-Sciences. 1997, **67** (2): 110-112.

Kulkarni, B.A.; Rupal, R.K.; Hegde, U.C. (1998). Comparative SDS-polyacrylamide gel electrophoresis of seminal plasma proteins and blood plasma proteins of the Indian buffalo and cattle bulls. Indian-Journal-of-Animal-Sciences. 1998, **68** (1): 66-67.

Kulkarni, B.A (2003). Estado atual da investigação sobre as proteínas do plasma seminal, Ind. J. Anim.Reprod. **24** (1): 1-8, junho de 2003.

Laemmli, V.K. (1970). Clevage of structural proteins during assembly of bacteriophage 14 Nature, (London) **227**: 680-85.

* Lander, M.F.; Hansen, P.J.; Drost, M. (1990). Anticorpos anti-esperma em vacas após imunização subcutânea e intra-uterina. Veterinary-Record. 1990, 126: 18, 461 **462**; 7 ref. [citado de VETCD]

* Landsteiner, K. (1899). Citado em" Reproductive immunology" ed. por Isojima, S. e Billington, W.D. Elsevier Science Publisher, pp. 2,1983.

. Lapkin, M.M. (1975). A importância dos factores imunitários na relação entre os pares de acasalamento e a eficácia da inseminação. A.B.A. (1975), **43** (12): 5792

* Lee, Y.W.; Wong, E.; & Zang, J.H. (1986). Efeito inibitório de anticorpos monoclonais de esperma na fertilização de oócitos de rato in vivo. J. Reprod.Immunol.**9** (4): 221274.

Lowry, O. II; Rosenbrough, N.J.; Farr, A.L.; e Randall, R.J. (1951). Medição de proteínas com folina, reagente de fenol. Journal of Biological Chemistry. **193**: 265 - 275.

* Mangrette, I. (1991). Estudos sobre a indução de imuno infertilidade em modelos de coelhos e a sua correção por medicamentos corticosteróides. Uma tese de mestrado apresentada ao Departamento de

Ginecologia e Obstetrícia Veterinária, B.C.K.V. Bengala Ocidental.

* anjunath, P.; Chandonnet, L.; Lablond, E. e Desnoyers, L.(1994). As principais proteínas das vesículas seminais bovinas ligam-se aos espermatozóides. Biologia da Reprodução. **50** : 27-37.

* McCartney, J.L. (1923). Outras observações sobre os efeitos antigénicos do sémen. Mecanismo de esterilização da fêmea de rato a partir da injeção de espermatozóides. Amer.J. Physiol. **66**: 404.

* McLaren, A. (1966). Estudos sobre a iso-imunização de ratinhos com espermatozóides. Fertilidade e Esterilidade. **7**: 492

* Menge, A.C. (1967). Indução de infertilidade em bovinos por iso-imunização com sémen e testículos. J. Reprod. Fert. **13**: 445-456.

* Menge, A.C. (1968). Fertilização, taxas de sobrevivência embrionária e fetal em coelhos iso-imunizados com sémen, testículos e conceptos. Proc. Soc. Exp. Biol. Med. **127**:1271.

* Menge, A.C. (1969). Mortalidade embrionária precoce em novilhas iso-imunizadas com sémen e conceptus. J. Reprod. Fert. **18**: 67.

* Menge, A.C. (1970). J. Reprod. Fert. Suppl., **10**. 171.

* Menge, A.C.; Roserber, A.; Schweitzer, V. e Wasshibt, C. (1975). Citado por Mehta, G.B. em " Immunological infertility and Torsio Uteri in buffaloes " ed. por ISSAR, Gujarat Chapter, Tech. Bull. 2 (1986).

* Menge, A.C.; Dhindsa, D. e Schumacher, G. (1980). Immunological aspects of infertility and fertility regulation, north Holland Biochemical press, Amsterdam. p. 205-224.

* Menge, A.C (1980). Medidas de diagnóstico imunológico clínico, incidência de anticorpos anti-espermatozóides, fertilidade e mecanismo. [citado em Reproduction in Farm Animals (5th edtion) ed. por Hafez, E. S.E. p.341-432.

Metchinikoff, E. (1900). Citado por Mehta, G.B. em " Immunological infertility and Torsio Uteri in buffaloes " ed. por ISSAR, Gujarat Chapter, Tech. Bull. 2 (1986).

* Mittal, K.K.; Salisbury, G.W.; Graves, C.N. e Rasmusen, B.A. (1988). Antigenes of bovine semen and the influence of specific rabbit anti-bull semen-serum on metabolic activity of bull spermatozoa. J. Reprod. Fert., 10: 29, [citado por Sudersanan

et al., 1988 em " her hedgehog her and Buffalo seminal Antibodies: A sua deteção e titulação por GAT e TSAT". Ind. J. Ani. Reprod., **7** (2): 9-13.

* Moore, H.D.M.; Jenkins, N.M.; Wong, C. (1997). Imuno-contraceção em roedores: A review of the development of a sperm-based immuno-contraceptive vaccine for the grey squirrel (Sciurus carolinensis). Reproduction, Fertility-and-Development. 1997, **9**: 1, 125-129; 33 ref. [citado de VETCD].

* aidu, K.S.; Rao, V.P.; Sriraman, P.K.; Ramchandraih, S.V. e Chetty, A.V. (1991). A note on microbial Flora of buck semen. Indian Journal of Animal Reproduction **12**: 15253.

* Nauc, V.; Puttaswamy-Manjunath; Manjunath, P. (2000). Radioimunoensaios para proteínas do plasma seminal de touro (BSP-A1/-A2, BSP-A3, e BSP-30-kilodaltons), e sua quantificação no plasma seminal e esperma. Biologia da Reprodução. 2000, **63**: 4, 1058-1066; 67 ref. [citado de VETCD]

* O'Rand, M.G. (1981). Inibição da fertilidade e da ligação à zona espermática por anti-soros ao auto-antigénio da membrana do esperma de coelho RSA-I .Bio. of Reprod. 25(3): 621-628.

* Otani, Y.; Behrman, S.J.; Porter, C.W. e Nakayama, M. (1963). redução da fertilidade em cobaias imunizadas Int. J. Fert. **8**: 835.

* Papov, V.G (1975) Ibid, **44** (9): 478, 4201 [citado por Ahmed, T. e Mohanty, D.N. (1982) em " Immunoinfertility in cows -A review" Livestock Adviser (1982), julho. 37-42.]

* Peknicova, J.; Capkova, J.; Geussova, G.; Ivanova, M.; Mollova, M. (2001). Anticorpos monoclonais para proteínas intra-acrossomais inibem a ligação de gâmetas in vitro. Theriogenology. 2001, **56**: 2, 211-223; 30 ref. [citado de VETCD]

* Peterson, R.N.; Robi, J.M.; Dziuki, P.J. e Russel, L.D. (1982). O efeito de anticorpos antiesperma de membrana plasmática na ligação, penetração e fertilização de espermatozóides em porcos. J. Expt. Zoology. **223** (1): 79-81.

* rasad, S.K. e Nair, P.G. (1973). Estudos em imuno reprodução: ação de anticorpos anti-espermatozóides em espermatozóides de touro. uma nota. Indian Journal of animal production. **4** (4): 1 67 - 169.

* Reik, P.M.; Pickett, B.W.; e Creighton, K.A. (1980). Fontes de contaminação bacteriana do sémen bovino congelado: um estudo. Actas da Oitava Conferência Técnica sobre

Artificial Insemination and Reproduction (Inseminação Artificial e Reprodução). Associação Nacional de Criadores de Animais dos EUA. pp 40-44.

* Robinson, A.J (1995). Testing the concept of virally vectored immuno-sterilization for the control of wild rabbit and fox populations in Australia. Australian-Veterinary- Journal. 1995, **72**: 2, 65-68; 29 ref. [citado de VET CD].

Salisbury, G.W.; Denmark, M.; Lodge, J.R. A Textbook on Physiology of Reproduction and A.I. in cattle. pp: 266 - 268.

* Seki, M.; Baukloh, V. e Mettler, L. (1982). Interferência de anticorpos espermatozóides na fertilização in vitro e in vivo de muose e transferência de embriões. Lancaster, U.K., MPT Press Ltd., 1982.

* Sirazhdinov, R.S.; Kuznetsov, A.K. (1982). nível de anticorpos naturais de esperma no sangue em relação à eficácia da inseminação em vacas. A.B.A. (1984), **52** (1-3): 441.

* hamsuddin, M.; Amiri, Y. e Bhuinyan, M.M.U. (2000). Caraterística do sémen de pato em relação ao número de ejaculados, intervalos de recolha, diluentes e períodos de conservação. Reprodução em animais domésticos, **35** (2): 53-57.

* harma, D.K. e Deka, B.C. (1986). Bacterial flora of frozen buck semen. Indian Journal of comparative

microbiology, immunology and infectious disease **7**: 40-42.

* Smith, A.U. (1949). Citado em "antigens of spermatozoa and their environment" por O' Rand, M.G. de "immunological aspects of infertility and fertility regulation" ed. por Dhindsa, D.S. e Schumacher, G.F.B.; Vol. 9, Elsevier/North Holland, 1980. p. 155.

* Sood, M.; Sana, K. e Gupta, P. (1988a). Prevalência de anticorpos anti-esperma em mulheres inférteis. Journal of obstetrics and gynaecology of India. **38**:12: 6. p. 702-705.

* Sudo, N.; Shulmon, S. e Stone, M.L. (1977). Anticorpos para espermatozóides IX. Fenómeno de espermaglutinação no muco cevical in-vitro. uma possível causa de infertilidade. Amer. J. Obstet. Gynae. **129**: 360.

* uthar, B.N.; Sharma, V.K. e Kavani, F.S.C. (1999). Seminal characters and their interrelationships in Patanwadi and Half-bred Merino the rams. Indian. Vet. Med. J., **23** (12): 307-309.

* Tilburg, M.F.van; Matta, C.G.F.; Fagundes, B.; Souza, C.J.P.; Silva, J.F.S.; Souza, G.V.; Matta, M.F.R.; van-Tilburg, M.F. (2002). Produção de anticorpos contra antigénios específicos de machos em ovinos. Simposio reproducao animal: inovacoes cientificas e tecnologicas, Sao Paulo, Brasil, 27 e 28 de junho de 2002. Revista-Brasileira-de- Reproducao-Animal. 2002, **26**: 3, 169-171; 7 ref. [citado de VETCD].

* Teuscher,C.; Kenney, R.M.; Cummings, M.R.; Catten, M. (1994).Identificação de 2 proteínas específicas do esperma do garanhão e a sua resposta de auto-anticorpos. Equine-Veterinary-Journal. 1994, **26**: 2, 148-151; 32 ref. [citado de VETCD].

* erma, H.K.; Pangawk, G.R.; Arora, A.K. e Matharoo, J.S. (1996). Contagem bacteriana do sémen de búfalo utilizando diferentes concentrações de oxitetraciclina e enrofloxacina adicionadas in vitro. XII Simpósio Nacional de Biotecnologia Animal, Panthnagar, 4-6 de dezembro de 1996.

* Viosin, G.A.; Delaunay, A. e Barber, M. (1951). Lesions testicularies provoquees chez le cobaye par injection d'extrait de testicule homologue. C.R. hebd. Seanc. Acad. Sci. Paris**. 232**:1264.

* Wang, G.L. (1989). Um estudo sobre a relação entre a reação dos anticorpos espermáticos do muco cervical e a infertilidade em vacas leiteiras chinesas pretas e brancas. Animal Husbandry and Veterinary Medicine China (1989), **21** (6): 248-249. [c.f. A.B.A. (1990), **58** (8): 5132].

* olfe, D.F.; Bradley, J.T.; Riddell, M.G. (1993). Caracterização das proteínas do plasma seminal e proteínas do esperma em ejaculados de touros normospérmicos e touros com degeneração testicular induzida termicamente. Theriogenology 1993, **40**: 5, 1083-1091; 17 ref. [citado de VETCD].

* adav, S. e Pandey, M.D. (2000). Um estudo sobre os atributos seminais de espermatozóides gaculados e epididimários de Barbari buck. Indian. Vet. Med. J., **24** (12): 299-302.

* adav, S. e Suttar, A. (2001). Um estudo comparativo de pellets e congelamento de palha de espermatozóides de carneiro. Indian. Vet. Med. J., 21-23.

* Yoshida-Komiya, H.; Tulsiani, D.R.P.; Hirayama, T.; Araki, Y. (1999). Moléculas de ligação à manose

de espermatozóides de rato e interação espermatozoide-ovo. Zygote. 1999, **7**: 4, 335-346; 41 ref. [citado de VETCD]

* Zharkin , V.V. (1974). A relação das imunorreacções com a função reprodutiva das vacas durante a embriogénese. A.B.A. (1974), **42** (9): 3715.

* Zharkin, V.V. e Osipova, N.V. (1975). Imunização de vacas por antigénios de esperma e suas consequências. Zhivotnovodstva. 16: 4-7.Citado por Ahmed, T. e Mohanti, D.N. (1982) em " Immunoinfertility in cows - An overview". Livestock Advisor. julho-82: 37-42.

*Original não visto

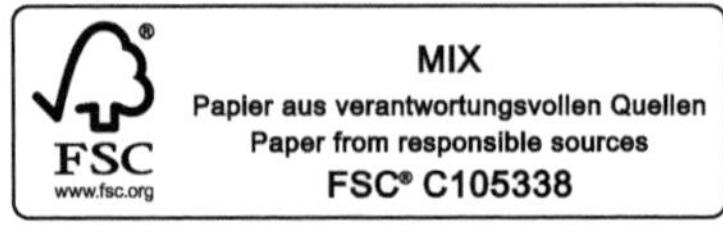

Printed by Books on Demand GmbH, Norderstedt / Germany